EVA REINHOLD-KELLER ▮ WOLFGANG L. GROSS ▮ **VASKULITIS**

T0076606

Eva Reinhold-Keller
Wolfgang L. Gross

VASKULITIS

- **Was sie ist**
- **Wie man sie erkennt**
- **Was man dagegen tun kann**

Ein Ratgeber
für Patienten und Angehörige

2., überarbeitete und erweiterte Auflage,
mit 31 überwiegend farbigen Abbildungen

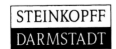

Priv.-Doz. Dr. Eva Reinhold-Keller
Prof. Dr. Wolfgang L. Gross
Poliklinik für Rheumatologie des
Universitätsklinikums Schleswig-Holstein
Campus Lübeck
Klinik für Innere Medizin und Klinische Immunologie
an der Rheumaklinik Bad Bramstedt
24576 Bad Bramstedt

ISBN 3-7985-1474-7 Steinkopff Verlag Darmstadt

Bibliografische Information Der Deutschen Bibliothek
Die Deutsche Bbiliothek verzeichnet diese Publikation in der Deutschen Nationalbib-
liografie; detaillierte bibliografische Daten sind im Internet über <http://dnb.ddb.de>
abrufbar.

Steinkopff Verlag Darmstadt
ein Unternehmen von Springer Science+Business Media

www.steinkopff.springer.de

© Steinkopff Verlag Darmstadt 1997, 2005
    Printed in Germany

Reaktion: Sabine Ibkendanz   Herstellung: Klemens Schwind
Umschlaggestaltung: Erich Kirchner, Heidelberg
Satz: K+V Fotosatz GmbH, Beerfelden

SPIN 11015888   85/7231-5 4 3 2 1 0 – Gedruckt auf säurefreiem Papier

Vorwort zur 2. Auflage

Seit der ersten Auflage dieses Büchleins für Laien, die an dem Problemkreis Vaskulitis interessiert sind, sind mittlerweile 8 Jahre vergangen. Natürlich hat sich in diesem Gebiet, wie überhaupt in der klinischen Medizin und der medizinischen Forschung in diesen Jahren enorm viel getan. Diese neuen Erkenntnisse sollen nun, eingewoben in das Bewährte, den Lesern vermittelt werden.

Mittlerweile werden diese Krankheitsbilder, die unter dem Oberbegriff „Vaskulitis" subsummiert werden, trotz ihrer relativen Seltenheit zunehmend häufiger diagnostiziert. Dies liegt nicht nur an der verbesserten Diagnostik, sondern auch an der geschulten und damit geschärften Wahrnehmung im klinischen und Praxisalltag. Nicht zuletzt den publizistischen Bemühungen von Vaskulitiszentren, so auch unserer Institution, sowie vieler ehemaliger Mitarbeiter aus Bad Bramstedt und/oder des Universitätsklinikums Schleswig-Holstein, die mittlerweile einen neuen Wirkungskreis an anderem Ort aber mit ähnlichem Thema gefunden haben, ist dies zu verdanken. Über die Printmedien hinaus finden sich heute Informationen zu diesen Krankheitsbildern besonders auch im Internet, z. B. über unsere Homepage (www.rheuma.mu-luebeck.de), von der aus mit sog. Links in verschiedene nationale und internationale Informationssysteme eingestiegen werden kann: Erreichbar sind so die Informationen der international agierenden Arbeitsgruppe für systemische Vaskulitiden INSSYS (www2.ccf.org/inssys), auch die der europäischen Therapiestudiengruppe EUVAS (www.vasculitis.org) und natürlich der bundesweiten Selbsthilfegruppe für Vaskulitispatienten (www.vaskulitis.org).

Natürlich nutzen dieses Büchlein vor allem „unsere" Patienten an der Rheumaklinik. Die Komplexität der Krankheitsbilder ist für den Patienten nicht allein über die notgedrungen kurzen Arztgespräche im Rahmen der Visite oder in der Poliklinik (Ambulanz) zu erfassen. Wir haben hierzu gesondert – u. a. mit Forschungsmitteln im Rahmen des „Kompetenznetz Rheuma" (www.rheumanet. org) – die Patientenseminare aufgebaut und validiert sowie mit der Gründung einer Selbsthilfegruppe (www.vaskulitis.org) eine weitere Anlaufstation für neue oder externe Patienten geschaffen. Diese für den Laien verständlich dargestellten Seminare werden täglich angeboten und informieren die Patienten (und auch deren Angehörige) so umfassend, dass die zuweisenden Ärzte nach dem stationären Aufenthalt uns oft ihr Erstaunen über den Kenntnisstand ihrer Patienten mitteilen. Darüber hinaus findet in jährlichen Abständen hier in Bad Bramstedt ein Patiententreffen statt, welches von der Selbsthilfegruppe unter der Leitung von Herrn Zelewski organisiert wird. Auch hier beteiligen sich nahezu alle Experten, die in diesem Buch ihre Spezialität und damit die speziellen Vaskulitisprobleme aus ihrem Fachgebiet dargestellt haben. Häufig kommen auch auswärtige Kollegen und Vertreter ausländischer Patientenselbsthilfegruppen hinzu. Vorbild war und ist hier nach wie vor die US-amerikanische Selbsthilfegruppe „Wegener Granulomatosis Support Group" bzw. jetzt „WG-Association" (www.wgassociation.org).

Unabhängig von diesen Informationseinheiten möchte der neuerkrankte Patient unmittelbar nach Beginn oder Diagnose der Erkrankung wissen, woher die Krankheit kommt, wie sie diagnostiziert wird und welche Behandlungsmöglichkeiten es gibt. Insofern musste in diesem neuen Büchlein die Ursachenforschung mit den neuesten Ergebnissen der Wissenschaft neu dargestellt werden, da sich hier gewaltige Fortschritte ergeben haben. Dieser Abschnitt ist insofern wichtig, da bei wiederholten Patientenbefragungen zur Gestaltung künftiger Selbsthilfegruppentreffen Forschungsergebnisse in vorderster Reihe des Interesses standen.

Natürlich haben sich bei der Diagnostik zahlreiche Neuerungen und Erweiterungen ergeben. Selbstverständlich wünscht jeder Patient darüber informiert zu sein, was denn wirklich notwendig und sinnvoll ist. Darüber hinaus möchte er natürlich auch über die Gefahren diagnostischer Verfahren informiert sein. Nur mit Kenntnis dieser Umstände kann man den meisten diagnostischen Untersuchungen mit Vertrauen und Gelassenheit entgegensehen. Aufklärung in dieser Hinsicht ist ein ganz wesentliches Ziel dieses Büchleins.

Auch in der Behandlung der Vaskulitiden haben sich mittlerweile völlig neue Aspekte ergeben. Zum einen, weil über die wissenschaftlichen Erkenntnisse der Krankheitsablauf besser ausgeleuchtet ist, und zum anderen weil seit 2003 Ergebnisse von kontrollierten Therapiestudien vorliegen und in international verbreiteten Journalen publiziert werden. Zum Erstgenannten gehört die Behandlung mit den sog. Biologicals, wie z. B. mit Antikörpern gegen Tumornekrosefaktor-a (TNF-a), die bei schweren Verlaufsformen mit Erfolg eingesetzt werden können. Die ersten Ergebnisse der überwiegend von der European Vasculitis Study: EUVAS-Gruppe (zu deren Gründungsmitgliedern wir gehören) in Europa durchgeführten kontrollierten Therapiestudien sind nun auch seit kurzer Zeit verfügbar, sodass die Behandlung in ihrem Konzept zunehmend auf wissenschaftlich fundierter Ebene steht und die Risiken und Nebenwirkungen der Therapie überschaubar sind.

In der Hoffnung, dass diese Neuauflage weiter den Erfolg beibehält, der der ersten Auflage beschieden war, verbleiben die Herausgeber

Bad Bramstedt, im Herbst 2004   Eva Reinhold-Keller
Wolfgang L. Gross

Inhaltsverzeichnis

Männer und Frauen sind gleichermaßen von Vaskulitis betroffen. Trotzdem hat der Verlag Autoren und Berater zu diesem Buch davon überzeugen können, aus Gründen der Neutralität und der besseren Lesbarkeit auf einen generellen Gebrauch der weiblichen und der männlichen Endung (z. B. generell „Patientinnen und Patienten" oder „PatientInnen" zu verzichten. Wir hoffen auf das Verständnis unserer Leserschaft für diese praktische, keinesfalls programmatische Entscheidung.
DER VERLAG

Autorenverzeichnis

Dr. med. KEIHAN AHMADI-SIMAB
Poliklinik für Rheumatologie
Universitätsklinikum Schleswig-Holstein
Campus Lübeck
Klinik für Innere Medizin
Rheumatologie und Klinische
Immunologie
Rheumaklinik Bad Bramstedt GmbH
Oskar-Alexander-Straße 26
24576 Bad Bramstedt

Dr. med. ANDREAS CHRISTOPH ARLT
Rheumaklinik Bad Bramstedt GmbH
Abteilung für Neurologie
und Neurophysiologie
Oskar-Alexander-Straße 26
24576 Bad Bramstedt

Prof. Dr. med. PETRA AMBROSCH
Klinik für Hals-, Nasen-, Ohren-
heilkunde, Kopf- und Halschirurgie
Universitätsklinikum Schleswig-Holstein
Campus Kiel
Arnold-Heller-Straße 14
24105 Kiel

Dr. med. PEER M. ARIES
Rheumaklinik Bad Bramstedt GmbH
Klinik für Innere Medizin,
Rheumatologie und Klinische
Immunologie
Oskar-Alexander-Straße 26
24576 Bad Bramstedt

Prof. Dr. med. MANFRED BÄHRE
Klinik für Strahlentherapie
und Nuklearmedizin
Universitätsklinikum Schleswig-Holstein
Campus Lübeck
Ratzeburger Allee 160
23538 Lübeck

Dr. med. JOHANNES V. BODMAN
Rheumaklinik Bad Bramstedt GmbH
Orthopädische Rehabilitation
Physikalische und rehabilitative Medizin
Oskar-Alexander-Straße 26
24576 Bad Bramstedt

Dr. med. MARCUS BOTH
Klinik für Diagnostische Radiologie
Universitätsklinikum Schleswig-Holstein
Campus Kiel
Arnold-Heller-Straße 9
24105 Kiel

Dr. rer. nat. ELENA CSERNOK
Poliklinik für Rheumatologie
Universitätsklinikum Schleswig-Holstein
Campus Lübeck
Klinik für Innere Medizin,
Rheumatologie und Klinische
Immunologie
Rheumaklinik Bad Bramstedt GmbH
Oskar-Alexander-Straße 26
24576 Bad Bramstedt

Prof. Dr. med. ALFRED C. FELLER
Institut für Pathologie
Universitätsklinikum Schleswig-Holstein
Campus Lübeck
Ratzeburger Allee 160
23538 Lübeck

MARION GASE-BASTIANS
Rheumaklinik Bad Bramstedt GmbH
Psychologischer Dienst
Oskar-Alexander-Straße 26
24576 Bad Bramstedt

Priv.-Doz. Dr. med.
STEFAN GOTTSCHLICH
Klinik für Hals-, Nasen-, Ohren-
heilkunde, Kopf- und Halschirurgie
Universitätsklinikum Schleswig-Holstein
Campus Kiel
Arnold-Heller-Straße 14
24105 Kiel

Priv.-Doz. Dr. med. KIRSTEN DE GROOT
Abteilung Nephrologie
Medizinische Hochschule Hannover
Carl-Neuberg-Straße 1
30625 Hannover

Prof. Dr. med. WOLFGANG L. GROSS
Poliklinik für Rheumatologie
Universitätsklinikum Schleswig-Holstein
Campus Lübeck
Klinik für Innere Medizin
Rheumatologie und Klinische
Immunologie
Rheumaklinik Bad Bramstedt GmbH
Oskar-Alexander-Straße 26
24576 Bad Bramstedt

Prof. Dr. med. MARTIN HELLER
Klinik für Diagnostische Radiologie
Universitätsklinikum Schleswig-Holstein
Campus Kiel
Arnold-Heller-Straße 9
24105 Kiel

Priv.-Doz. Dr. med.
BERNHARD HELLMICH
Poliklinik für Rheumatologie
Universitätsklinikum Schleswig-Holstein
Campus Lübeck
Klinik für Innere Medizin,
Rheumatologie und Klinische
Immunologie
Rheumaklinik Bad Bramstedt GmbH
Oskar-Alexander-Straße 26
24576 Bad Bramstedt

Dr. med. KAREN HERLYN
Poliklinik für Rheumatologie
Universitätsklinikum Schleswig-Holstein
Campus Lübeck
Klinik für Innere Medizin,
Rheumatologie und Klinische
Immunologie
Rheumaklinik Bad Bramstedt GmbH
Oskar-Alexander-Straße 26
24576 Bad Bramstedt

Dr. JÜRGEN HÖDER
Rheumaklinik Bad Bramstedt GmbH
Psychologischer Dienst
Oskar-Alexander-Straße 26
24576 Bad Bramstedt

Dr. med. KONSTANZE HOLL-ULRICH
Institut für Pathologie
Universitätsklinikum Schleswig-Holstein
Campus Lübeck
Ratzeburger Allee 160
23538 Lübeck

DOMINIQUE HOLSTEIN
Fa. Gedis
Oskar-Alexander-Straße 26
24576 Bad Bramstedt

Prof. Dr. med. PETER LAMPRECHT
Poliklinik für Rheumatologie
Universitätsklinikum Schleswig-Holstein
Campus Lübeck
Klinik für Innere Medizin,
Rheumatologie und Klinische
Immunologie
Rheumaklinik Bad Bramstedt GmbH
Oskar-Alexander-Straße 26
24576 Bad Bramstedt

Dr. med. CLAUDIA METZLER
Poliklinik für Rheumatologie
Universitätsklinikum Schleswig-Holstein
Campus Lübeck
Klinik für Innere Medizin,
Rheumatologie und Klinische
Immunologie
Rheumaklinik Bad Bramstedt GmbH
Oskar-Alexander-Straße 26
24576 Bad Bramstedt

Prof. Dr. med. ULRICH MROWIETZ
Klinik für Dermatologie, Venerologie
und Allergologie
Universitätsklinikum Schleswig-Holstein
Campus Kiel
Schittenhelmstr. 7
24105 Kiel

HELGA NAUJOKS –
Vaskulitis-Selbsthilfegruppe

Dr. med. BERNHARD NÖLLE
Klinik für Ophthalmologie
Universitätsklinikum Schleswig-Holstein
Campus Kiel
Hegewischstraße 2
24105 Kiel

Priv.-Doz. Dr. med.
EVA REINHOLD-KELLER
Poliklinik für Rheumatologie
Universitätsklinikum Schleswig-Holstein
Campus Lübeck
Klinik für Innere Medizin,
Rheumatologie und Klinische
Immunologie
Rheumaklinik Bad Bramstedt GmbH
Oskar-Alexander-Straße 26
24576 Bad Bramstedt

Priv.-Doz. Dr. med. ARMIN SCHNABEL
Sana-Rheumazentrum Bad Wildbad
Klinik für Internistische Rheumatologie
und Klinische Immunologie
König-Karl-Str. 5
75323 Bad Wildbad

Priv.-Doz. Dr. med. GÜNTHER SEIDEL
Neurologische Klinik
Universitätsklinikum Schleswig-Holstein
Campus Lübeck
Ratzeburger Allee 160
23538 Lübeck

Prof. Dr. med. JÜRGEN STEINHOFF
Medizinische Klinik I
Bereich Nephrologie
Universitätsklinikum Schleswig-Holstein
Campus Lübeck
Ratzeburger Allee 160
23538 Lübeck

MARIANNE STROBEL
Rheumaklinik Bad Bramstedt GmbH
Pflegedienst
Oskar-Alexander-Straße 26
24576 Bad Bramstedt

PETER ZELEWSKI –
Vaskulitis-Selbsthilfegruppe

1 Vaskulitis – eine Erkrankungsgruppe mit vielen Gesichtern

Wolfgang L. Gross

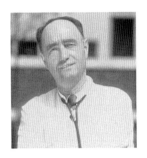

Im Vorwort hatte ich schon darauf hingewiesen, dass entzündliche Gefäßerkrankungen (Vaskulitiden) als in Theorie und Praxis schwer zu handhabende Krankheitsbilder gelten. Diese Betrachtungsweise rührt daher, dass Blutgefäße fast überall im Körper vorhanden sind und auch praktisch überall erkranken können (Abb. 1). Da die Blutgefäße im Allgemeinen im Bindegewebe eingebettet sind, kann man sie – ohne entsprechende Hilfsmittel – natürlich nicht direkt betrachten. Dies gelingt mit gewissen Einschränkungen höchstens im Bereich der Augen, an denen man die entzündeten Blutgefäße auch am leichtesten betrachten kann. Ansonsten sieht man eher die Auswirkungen der Gefäßentzündung. Wie sind diese Auswirkungen einer entzündlichen Gefäßerkrankung zu erklären?

Kommt es zu einer entzündlichen Gefäßerkrankung, dann ist die Gefäßwand mit Entzündungszellen angefüllt. Dies führt zu einem *Schwellungszustand des Blutgefäßes*, der manchmal die gesamte Lichtung des Blutgefäßes aufbraucht und so zu einem Verschluss führt (Abb. 2). Gefäßverschlüsse von größeren Arterien („Schlagadern") können damit zu Infarkten führen. Diese Infarkte infolge eines Blutgefäßverschlusses finden sich dabei nicht nur im Bereich des Herzens oder des Gehirns, wie beim „gewöhnlichen" Herzinfarkt oder Schlaganfall (infolge von Gefäßverkalkungen = Arteriosklerose), sondern auch in ganz anderen Gefäßregionen, z.B. im Bereich des Auges, und es kommt dann im schlimmsten Fall zur Erblindung. Die entzündeten Gefäßwände können aber auch manchmal dem Blutdruck nicht mehr standhalten und reißen. Hier kann es z.B. zu einer schweren Nierenblutung oder im Bereich des Darmes zu schwersten Bauchkrämpfen und zu Blutstuhl kommen. Diese Infarktsituation und die Blutungskomplikation ist stets ab-

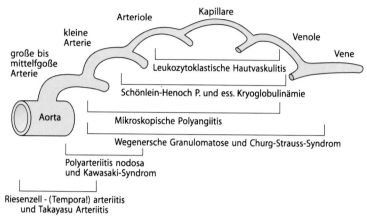

Abb. 1. Bevorzugt befallene Blutgefäße bei primären Vaskulitiden

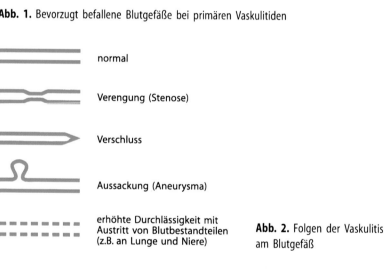

Abb. 2. Folgen der Vaskulitis am Blutgefäß

rupt und – ähnlich wie bei dem bekannteren Herzinfarkt (infolge Arteriosklerose) – stets lebensbedrohlich. In den meisten Fällen gehen diesen lebensbedrohlichen Komplikationen häufig tage- bzw. wochenlange „Warnsymptome" voraus (s. u.).

Die Entzündung in den Blutgefäßen kann somit nicht nur zu einem *Gefäßverschluss* sondern auch zu einer *Ruptur,* dem Platzen eines Blutgefäßes, führen. Dies kommt dadurch zustande, dass durch die Einwanderung von Entzündungszellen (u. a. „Fresszellen": neutrophile Granulozyten) in die Blutgefäße die normalerweise festelastische Gefäßwand zerstört wird und dem Blutdruck innerhalb des Gefäßes nicht mehr standhält. Häufig kommt es zunächst zu Ausbuckelungen (sog. *Aneurysmen*) im Bereich dieser meist mittelgroßen Gefäße. Diese *Mikroaneurysmen* kann man mittels Röntgenuntersuchung der Gefäße (Angiographie) nachweisen.

Neben den Veränderungen der mittelgroßen Blutgefäße, die zu Infarkten oder auch Aneurysmen führen, sind es die Entzündungen an den kleinen und kleinsten Gefäßen, die – je nach Organbefall – ebenso zu fürchten sind. Entzündungen kleinster Blutgefäße, wie z. B. der Haarnadelblutgefäße (Kapillaren), führen natürlich zu einem völlig anderen klinischen Bild (Kleingefäßvaskulitis, „small vessel vasculitis"). Da es diese Haarnadelgefäße in millionenfacher Ausführung in jedem Organ gibt, stellt der hier und da isolierte Befall im Rahmen der Entzündung – auch wenn er zu einem Verschluss, zu einem Zerreißen oder auch zu einem Undichtwerden führt – nicht immer und unmittelbar ein klinisches Problem dar. Erst wenn die Zahl der entzündeten Kapillaren (*Kapillaritis*) zunimmt und wenn Organe mit besonderer Dichte an Kapillaren, wie z. B. die Niere und/oder die Lunge, betroffen sind, kommt es zu klinischen Problemen.

Am Auge erkennen wir die *Kleingefäßentzündung* durch die Rötung der Lederhaut (das sog. „rote Auge"). Der Patient selbst wird durch den Schmerz aufmerksam. Ein plötzlicher Hörsturz oder ein plötzlich auftretender Schwindel kann Folge der Kapillaritis bzw. Vaskulitis der kleinen Blutgefäße des Innenohrs sein. Kommt es zu Bluthusten oder zum Auftreten einer größeren Zahl von roten Blutkörperchen im Urin (Mikrohämaturie) oder gar sichtbar rotem Urin, dann ist von einer Kapillaritis im Bereich der Lunge und der Niere auszugehen; hier spricht der Arzt bei entsprechender Ausprägung vom „pulmo-renalen Syndrom". Im Bereich der Lunge ist dann der lebensnotwendige Gasaustausch gestört, und der Patient empfindet dies als Atemnot. Diese Luftnot bemerkt der Erkrankte zunächst nur unter körperlicher Belastung („Belastungsdyspnoe") und mit zunehmender Verschlechterung bzw. Ausdehnung der Vaskulitis von wenigen auf viele Kapillaren dann auch in Ruhe. Im Bereich der Niere kommt es zur Störung der Filtration des Primärharns, über die der Patient seine ständig im Körper anfallenden harnpflichtigen (giftigen) Substanzen entleert. Der Körper versucht, dem entgegen zu wirken, indem er zunächst sehr viel, dafür wenig konzentrierten Harn ausscheidet. Häufig bemerkt der Patient daher zunächst ein vermehrtes Durstgefühl und/oder eine Gewichtszunahme. Beim „pulmo-renalen Syndrom" handelt es sich somit stets um eine absolut lebensbedrohliche Situation, die – wenn sie rasch als Vaskulitis identifiziert wird – allerdings heute gut behandelbar ist. Auch wenn sich die Entzündung auf den gesamten Kleingefäßbereich ausbreitet, so sind es doch immer wieder individuell verschiedene Organbereiche, die besonders stark in Mitleidenschaft gezogen werden: Bei dem einen Patienten ist es das rasche Nachlassen der Nierenfunktion, bei dem anderen die zunehmende Lungenfunktionsstörung und bei dem dritten die schwere Nervenentzündung etc. Die schwere Nervenentzündung (Polyneuropathie) entsteht ebenfalls als Folge der Entzündung kleinster Blutgefäße, die für die Ernährung der peripheren Nerven verantwortlich sind (Vasa nervorum).

Zuletzt erlauben Sie mir noch ein paar Worte zur Vaskulitis der großen Blutgefäße. Die häufigste Vaskulitis in der älteren Bevölkerung ist die *Riesenzellarteriitis*. Diese manifestiert sich hauptsächlich an großen Blutgefäßen, speziell an den von der Hauptschlagader (Aorta) abgehenden Blutgefäßen, und somit auch an der den Namen gebenden Schläfenarterie (Arteriitis temporalis oder Temporalarteriitis). Hier führt die Entzündung zu Kopf- bzw. Schläfenschmerz. Die Arterie ist oft – aber nicht immer! – sehr druckempfindlich. Die klinischen Probleme entstehen ebenfalls durch die Verengungen oder den Verschluss des Blutgefäßes. Letzteres betrifft vor allen Dingen die Blutgefäße der Augen. Dementsprechend ist bei der Temporalarteriitis die Gefährdung des Auges besonders zu beachten, da durchaus bei Nichtbehandlung die Erblindung droht!

Zum Schluss sei nur noch kurz erwähnt, dass sich die Vaskulitiden nicht nur auf die Arterien – d. h. den Schlagaderbereich, die Arteriolen und die Kapillaren – begrenzen; häufig kommt es bei den Vaskulitiden auch noch zu Venenentzündungen. Diese stehen zwar seltener klinisch im Vordergrund, können jedoch beim Auftreten von schweren Thrombosen (u. U. mit nachfolgenden Embolien) auch zu einem Problem werden.

Erklärt man die Vaskulitis ausschließlich „mechanisch" als Einengung, Verschluss oder Ruptur von Gefäßen, dann wird man dem

Tabelle 1. Direkte Hinweise auf eine Vaskulitis

Im Bereich kleiner Blutgefäße
- das „rote Auge"
- plötzliche Sehverschlechterung
- Hörsturz
- anhaltend verstopfte Nase, blutig-krustiger Schnupfen
- häufige Nasennebenhöhlenentzündungen
- Haut- und Schleimhautveränderungen, z. B. punktförmiger Ausschlag (Purpura*), offene Stellen an Haut und Schleimhäuten
- Kribbeln und Missempfindungen an den Füßen, seltener an den Händen
- Bluthusten verbunden mit Luftnot
- Blut im Urin
- blutige Durchfälle
- Herzbeutel- und -muskelentzündung

Im Bereich mittelgroßer Blutgefäße
- Infarkte: Hirn, Herz, Nieren, Darm

Im Bereich großer Blutgefäße
- starke Schläfenkopfschmerzen mit Anschwellen der Schläfenarterie
- plötzliche Sehverschlechterung
- Verschluss von Extremitätengefäßen (Arme und Beine)
- Thrombosen

Gesamtkomplex der Erkrankung bzw. der jeweiligen Vaskulitis natürlich nicht gerecht. Wo wäre denn dann noch der prinzipielle Unterschied zu den sog. degenerativen Gefäßerkrankungen, wie z. B. der Arteriosklerose? Oder wie wären die Granulome, die zur Zerstörung der Nase und/oder zur „Verstopfung" des Tränennasengangs oder sogar der Bronchien und der Luftröhre (bei der Wegener-Granulomatose) führen können, zu erklären? Tatsächlich sind die geschilderten Symptome von Seiten der Blutgefäße nur die *direkten Hinweise* auf das Vorliegen einer Vaskulitis und somit nur die Spitze eines Eisbergs! Unsere Aufgabe besteht aber darin, den Patienten und auch seinen Angehörigen nicht nur auf die extremen Situationen dieser Krankheitsbilder aufmerksam zu machen. In aller Regel hat der Pa-

Tabelle 2. Indirekte Hinweise auf eine Vaskulitis

Allgemeinbeschwerden
▌ Fieber, allgemeines Krankheitsgefühl, Gewichtsverlust,
▌ Nachtschweiß
Rheumatische Beschwerden
▌ Gelenk- und Muskelschmerzen, seltener Gelenkschwellungen

tient diese extremen Situationen schon hinter sich, wenn er dieses Buch liest. Gibt es also auch *indirekte Hinweise* für das Vorliegen einer Vaskulitis, die man vielleicht als Warnsymptome für das Wiederauftreten (Rezidiv) der Erkrankung nutzen kann?

Jeder Patient, der die Extremsituation einer lebensbedrohlich abgelaufenen Vaskulitis überstanden hat, erinnert sich naturgemäß zunächst nur an den Extremzustand, wie er ihn z. B. auf einer Intensivstation erlebt hat. Denkt er aber weiter zurück, dann weiß er im Nachhinein, dass diese Erkrankung *nicht* blitzartig auf ihn niedergestürzt war, sondern dass sie schon längere Zeit in seinem Körper steckte. Er erinnert sich zunächst an ganz uncharakteristische Beschwerden, z. B. die allgemeine Abgeschlagenheit verbunden mit leichten Temperaturerhöhungen (Temperatur meist unter 38,5 °C), an den Nachtschweiß, sodass er mehrfach nachts den Schlafanzug wechseln musste, und auch an den mehr oder weniger rasch auftretenden Gewichtsverlust. Im Grunde genommen traten somit vor den *direkten Zeichen der Vaskulitis* Allgemeinsymptome auf, die an eine Infektion, wie z. B. im Rahmen einer Grippe oder einer anderen schweren Erkältungserkrankung bzw. Infektionskrankheiten (wie z. B. auch Tuberkulose), denken ließen. Zu diesen somit mehr vagen Beschwerden traten dann meist rheumatische Beschwerden hinzu, ehe dann die direkten Zeichen der Vaskulitis in Erscheinung traten und die ganze Angelegenheit zu einem Organ- oder sogar lebensbedrohlichen Problem werden ließen. Dieses „Rheuma" betrifft manchmal die Weichteile (Muskulatur) mit einem eigenartigen und schweren Muskelkater und manchmal die Gelenke mit Schmerzen, manchmal sogar mit Schwellungen wie bei einem Gelenkrheumatismus. Natürlich sind diese Beschwerden nur

Tabelle 3. Vaskulitiden

Primäre Vaskulitis	Sekundäre Vaskulitis

▌ Riesenzellarteriitis
  – Arteriitis temporalis
  – Takayasu-Arteriitis
	bei:
	▌ Rheumatoider Arthritis
	  (= rheumatoide Vaskulitis)

▌ Wegener-Granulomatose	▌ Systemischem Lupus erythematodes
▌ Churg-Strauss-Syndrom	▌ Virusinfektionen (Hepatitis, HIV)
▌ Mikroskopische Polyangiitis	▌ Bösartigen Tumoren
▌ Purpura Schönlein-Henoch	▌ Blut- und Lymphkrankheiten
▌ Kutane leukozytoklastische Hautvaskulitis	**durch:**
▌ Polyarteriitis nodosa	▌ Medikamente
▌ Kawasaki-Syndrom	

vage Hinweise und werden beim Gesunden in aller Regel tatsächlich Ausdruck einer Erkältungskrankheit sein. Beim Vaskulitispatienten müssen diese Symptome aber immer als Warnhinweise auf die Wiederkehr der bedrohlichen Vaskulitis wahrgenommen werden.

> Beim Vaskulitispatienten ist demnach zweierlei zu beachten: Erstens muss er damit rechnen, dass diese Erkrankung immer wieder zurückkommen kann und er diese Symptome als Warnsymptome zu verstehen hat. Zweitens weiß der Vaskulitispatient, dass auch tatsächlich banale Infekte die Krankheit wieder „ankurbeln" können. Er wird sich somit in jedem Fall bei seinem betreuenden Arzt vorsorglich vorstellen.

Wie eingangs schon in der Überschrift dargestellt, versteht man unter dem Begriff 'Vaskulitis' lediglich die Beschreibung eines Krankheitsbildes, bei dem es (auch) zur Entzündung von Blutgefäßen gekommen ist, dem aber viele Ursachen zugrunde liegen können. So gibt es ‚primäre' Vaskulitiden, bei denen derzeit keine Ursache erkennbar ist. Leider gehört die Mehrzahl der Erkrankungen der von uns betreuten Patienten zu diesen *„primären Vaskulitiden".*

Vaskulitiden können aber auch im Rahmen von anderen Krankheiten entstehen. Man nennt sie dann *sekundäre Vaskulitiden* (s. Kap. 3). Am häufigsten treten sie bei anderen entzündlich-rheumatischen Krankheiten auf, z. B. bei der rheumatoiden Arthritis oder dem systemischen Lupus erythematodes (SLE). Aber auch verschiedene Infektionskrankheiten (v. a. bei Virusinfektionen, z. B. bei der Virushepatitis) und auch Tumorleiden können zu einer Vaskulitis führen. Sogar Medikamente können eine Vaskulitis hervorrufen. Dieser Umstand begründet bei der Erstdiagnostik die ausgedehnte („breite") und meist kostenintensive Diagnostik.

Wenn, was bei vielen Erkrankungen ebenso der Fall ist, keine (der genannten) Ursachen erkennbar ist, wird die Vaskulitis als eigenständige Krankheit betrachtet (*primäre Vaskulitis*). Vaskulitiden können in jedem Lebensalter sowie bei Männern und Frauen gleichermaßen auftreten. Sie unterscheiden sich im bevorzugten Befall bestimmter Gefäßregionen. Auch erkranken an bestimmten Vaskulitiden nur bestimmte Altersgruppen, so ist das Kawasaki-Syndrom eine Vaskulitis des Kleinkindesalters, die Purpura Schönlein-Henoch eine des Kindes und jugendlicher Erwachsenen; die Takayasu-Arteriitis befällt v. a. junge Frauen (vor dem 40. Lebensjahr), und die Arteriitis temporalis tritt praktisch nur jenseits des 50. Lebensjahres auf.

Jede einzelne Vaskulitis ist *eine* Krankheit mit vielen Gesichtern. Aber selbst die „einzelne" Krankheit, wie z. B. die Wegener-Granulomatose, zeigt sich zu Beginn der Erkrankung und im Verlauf individuell sehr unterschiedlich! Dieser Unterschied ist nicht nur zwischen den Patienten zu erkennen, sondern auch bei einem einzelnen Patienten im Verlauf immer wieder frappierend: Einmal befällt die Erkrankung hauptsächlich die Lungen, ein anderes Mal – beim Rezidiv – nur die Augen oder sogar die Nerven. Dies lernt der Arzt im Laufe seines Lebens und der Patient im Umgang innerhalb der Selbsthilfegruppen. Arbeiten beide nach der Devise *„Gefahr erkannt – Gefahr gebannt",* dann bleibt wenig von dem Schrecken der früheren Jahre, da die früh- oder rechtzeitig einsetzende Therapie größere Schäden vermeiden lässt.

2 Vaskulitis – eine Gruppe eigenständiger Erkrankungen

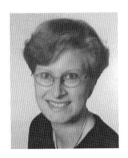

Die Wegener-Granulomatose

Kirsten de Groot und Wolfgang L. Gross

In den 1930er Jahren sah der Lübecker Pathologe Friedrich Wegener kurz hintereinander drei junge Patienten mit einer „eigenartigen" Erkrankung, die man bis dahin nicht kannte und die später seinen Namen tragen sollte: Wegener-Granulomatose (oder Morbus Wegener). Zwei Dinge fielen ihm auf. Erstens: In ganz verschiedenen Organen des Körpers waren die Blutgefäße entzündet (*Vaskulitis*); besonders ausgeprägte Entzündungszeichen fand er an den Nieren. Zweitens: In Nase, Luftröhre und Lunge fand er borkige, knotige Geschwulste, die man *Granulome* nennt. Bei allen 3 Patienten war bekannt, dass sie vorher borkigen, blutig-eitrigen Schnupfen hatten.

Der Morbus Wegener galt noch bis vor einigen Jahren als eine sehr seltene Erkrankung. Heute wird die Krankheit jedoch durch verfeinerte Untersuchungsmöglichkeiten und größere Aufmerksamkeit der Ärzte häufiger festgestellt. So werden heute auch bereits milde Frühstadien erkannt, die noch vor einigen Jahren gänzlich unbekannt waren. Nach neueren Untersuchungen erkranken in Deutschland jährlich 10 Menschen pro 1 Mio. Einwohner neu an einer Wegener-Granulomatose, ähnlich häufig wie in Norwegen und Großbritannien. Aus noch unklaren Gründen tritt sie im Norden Europas deutlich häufiger auf als im Süden, so erkranken in Spanien nur 4 Menschen pro Jahr neu an einer Wegener-Granulomtose.

Patientenbericht. *Eine heute 31-jährige Patientin berichtet: Seit ich 19 bin hatte ich immer wieder vereiterte Kieferhöhlen. Gleichzeitig bestand blutiger Schnupfens, die Nase war innen so verkrustet. Der HNO-Arzt stellte fest, dass ich ein Loch in der Nasenscheidewand hatte. Was mich sehr beunruhigt hat, war, dass meine Nase sich so verformt hat, so eingesunken war und immer kleiner wurde. Dann kamen die Schmerzen, die sprangen von Gelenk zu Gelenk. Niemand wusste, was es war. Ich weiß gar nicht mehr, was alles gemacht wurde – Blutproben, Antikörper, Gewebeproben, Röntgen. Schließlich kam es heraus: Morbus Wegener. Ich hatte diesen cANCA, aber glücklicherweise die Entzündung nur in der Nase und den Kieferhöhlen.*

Kommentar. Es wurde eine Therapie mit Cotrimtabletten (ein Antibiotikum) begonnen (s. Kap. 6). Hierunter verschwanden die Beschwerden in Nase und Nasennebenhöhlen für etwa 3 Jahre (Abb. 1), die Blutwerte normalisierten sich. Nur der Antikörper

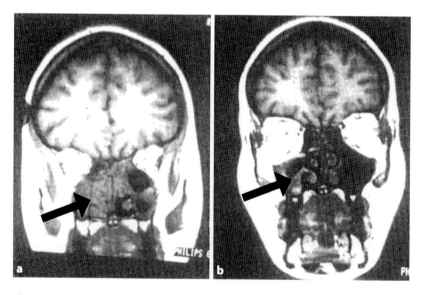

Abb. 1. 31-jährige Patientin mit Wegener-Granulomatose: Verschattung der rechten Kieferhöhle durch eine ausgeprägte Entzündung, *rechts* Rückgang der Entzündung nach Behandlung

(cANCA) war im Blut noch nachweisbar. Zwei Jahre später traten Binde- und Lederhautentzündungen an beiden Augen auf, wieder Gelenkbeschwerden und erneut blutiger Schnupfen, Fieber, Abgeschlagenheit, zusätzlich jetzt eine Lungenentzündung sowie Blut im Urin (als Zeichen einer Nierenentzündung). Im Blut zeigten sich erneut erhöhte Entzündungswerte (Blutsenkung, Blutbild) sowie ein Anstieg des cANCA-Wertes. Es war zu einem Schub des Morbus Wegener mit Beteiligung von Augen, Nieren und Lungen gekommen. Nun war auch eine stärkere Behandlung mit Kortison und Endoxan nötig. Innerhalb eines Jahres verschwanden alle Krankheitszeichen, sodass wieder eine schwächere Therapie möglich wurde.

Ursachen und Entstehung. Die Ursache der Wegener-Granulomatose ist bislang nicht bekannt. Man nimmt eine Fehlregulation des körpereigenen Abwehrsystems *(Immunsystem)* an. Diese führt dazu, dass der Körper fälschlicherweise zum einen zu einer granulomatösen Entzündung im Atemtrakt (Nase, Nasennebenhöhlen, Luftröhre usw.) neigt und zum anderen Antikörper *(cANCA)* gegen Bestandteile seiner eigenen weißen Blutzellen (Proteinase 3) bildet und dies die Vaskulitis in vielen Organen in Gang setzt; zudem entstehen Granulome in den Luftwegen. Es gibt keine Erkenntnisse, dass die Erkrankung ansteckend oder vererbbar sein könnte oder während einer Schwangerschaft von der Mutter auf das Kind übertragen wird.

Krankheitszeichen und Verlauf. Die Wegener-Granulomatose kann schleichend mit blutigem Schnupfen, Gelenk-, Muskel- und Kopfschmerzen beginnen oder auch als akute, lebensbedrohliche Krankheit mit Nierenversagen und blutigem Husten (Abb. 2). Die meisten Patienten fühlen sich dann sehr krank und abgeschlagen und haben häufig Fieber. Sie nehmen ungewollt an Gewicht ab. Die Symptome erinnern an eine Infektion oder auch an ein Tumorleiden. Bei genauem Nachfragen begann die Krankheit aber meist schon lange, bevor sie festgestellt wurde. Meist bestehen zum Teil über Jahre „Probleme mit der Nase" (verstopfte Nase, blutiger Schnupfen mit Krusten), oft Entzündungen der Kieferhöhlen und/oder Mittelohrentzündungen. Häufig werden diese erst mit verschiedenen Antibiotika behandelt oder sogar operiert. Die Beschwerden können

Wegener-Granulomatose

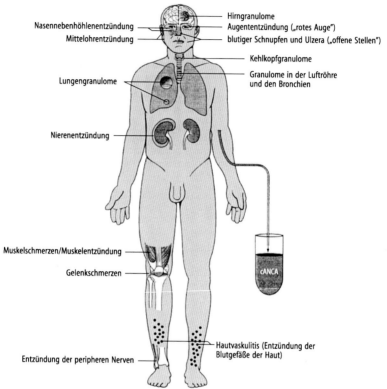

Nasennebenhöhlenentzündung
Mittelohrentzündung
Lungengranulome
Nierenentzündung
Muskelschmerzen/Muskelentzündung
Gelenkschmerzen
Entzündung der peripheren Nerven

Hirngranulome
Augententzündung („rotes Auge")
blutiger Schnupfen und Ulzera („offene Stellen")
Kehlkopfgranulome
Granulome in der Luftröhre und den Bronchien
cANCA
Hautvaskulitis (Entzündung der Blutgefäße der Haut)

Abb. 2. Organe, die bei der Wegenerschen Granulomatose beteiligt sein können

zunächst auch spontan wieder verschwinden. In diesem Frühstadium fühlen sich die Patienten durchaus gesund und leistungsfähig. Leider gelingt es nur sehr selten, diese milden Frühstadien (Initialphase) als Wegener-Granulomatose zu erkennen, insbesondere dann, wenn der typische Antikörper „ANCA" noch nicht nachweisbar ist. Erst u.U. nach vielen Jahren kann es zur Ausbreitung der Vaskulitis in andere Organe kommen. Es können schmerzhafte Augenentzündungen („rotes Auge") hinzukommen sowie Lungenentzündungen, Hautausschläge und Nierenentzündungen mit Nachlassen der Nierenfunktion. Zu diesem Zeitpunkt klagen die Betroffenen fast immer über rheumatische Beschwerden: Gelenk- und Muskelschmerzen. Bei einem rasch fortschreitenden Krankheitsbefall der Nieren kann es auch bei schnellem Beginn einer Behandlung in seltenen Fällen zum Versagen der Nierenfunktion kommen. Dann muss die Entgiftungs- und Entwässerungsfunktion der Niere maschinell von einer „künstlichen Niere" übernommen werden (Dialyse). Bei einer Beteiligung des Nervensystems (bei ca. 30% der Patienten) klagen die Patienten über sehr schmerzhafte Missempfindungen, wie Kribbeln, „Ameisenlaufen" oder Brennen an Armen und Beinen.

Früher war die Prognose dieser schwer erkrankten Patienten sehr schlecht, sodass 80% dieser Patienten innerhalb eines Jahres starben, meist an Nieren- und Lungenversagen. Heutzutage kann dank der Kombinationstherapie aus Kortison und Cyclophosphamid (Endoxan = Handelsname) über etwa 6 Monate bei etwa 80% der Patienten ein Rückgang (Remission) der Erkrankung erreicht werden (s. Kap. 5). Danach wird in der Regel die Behandlung auf eine schwächere Therapie zur Remissionserhaltung mit z. B. Azathioprin (Imurek = Handelsname) umgestellt. Wie lange diese Behandlung durchgeführt werden muss (1–2 Jahre?, länger?), ist bislang noch nicht in kontrollierten Studien sicher etabliert. Da die Krankheit aber in Schüben verlaufen und auch nach Jahren völliger Ruhe wieder aufbrechen kann, sind regelmäßige Kontrollen beim Hausarzt in Zusammenarbeit mit dem Spezialisten auch in Zeiten des völligen Wohlergehens wichtig (s. Kap. 6).

Diagnose. Leider gibt es nicht „*das beweisende Zeichen*" für die Wegener-Granulomatose. Ähnliche Symptome können auch bei anderen Vaskulitisformen auftreten, die manchmal nur durch die Untersuchung einer Gewebeprobe voneinander unterschieden werden. Ähnliche Beschwerden gibt es aber auch infolge anderer Erkrankungen, denen ganz andere Ursachen zugrunde liegen: Chronische Infektionskrankheiten oder Tumorleiden können ebenso zu schwerem Krankheitsgefühl, Fieber, Gewichtsabnahme und Gelenkbeschwerden führen. Daran muss immer gedacht und diese Ursachen ausgeschlossen werden. Die Diagnose muss von Patient und Arzt wie ein Puzzlespiel aus intensiver Befragung und verschiedenen Befunden zusammengesetzt werden, weil jedes Krankheitszeichen für sich auch andere Ursachen haben kann und weil sich die

Wegener-Granulomatose nicht selten langsam – d. h. in Wochen oder Monaten – „aufbaut": zunächst nur verstopfte Nase, dann blutiger Schnupfen, dann „grippale" Beschwerden und dann zunehmend „vaskulitische" Komplikationen. Neben der körperlichen Untersuchung durch den Internisten müssen in der Regel Ärzte anderer Fachgebiete hinzugezogen werden (HNO-, Augen-, Haut- und Nervenarzt; s. auch Kap. 4). Jeder muss auf seinem Gebiet sorgfältigst nach Vaskulitiszeichen suchen, von denen der Patient manchmal selbst subjektiv nichts spürt.

Darüber hinaus helfen verschiedene Blut- und Urintests, Schwere und Ausdehnung der Vaskulitis einzuschätzen bzw. zu prüfen, welche Organe durch die Vaskulitis in Mitleidenschaft gezogen wurden (Nieren-, Leberwerte). In den vergangenen 15 Jahren hat sich gezeigt, dass im Blut von Patienten mit Wegener-Granulomatose sehr häufig ein Antikörper (cANCA) gefunden wird. Er ist gegen eine Untergruppe weißer Blutzellen (Neutrophile) gerichtet, die dann so aktiviert werden, dass sie eine abnorme Gefäßentzündung in Gang setzen. Der Nachweis des cANCA (und dann bei der Erstuntersuchung auch des PR3-ANCA im sog. ELISA-Verfahren) hat eine sehr hohe Beweiskraft für die Diagnose, ist aber auch ganz selten bei anderen Vaskulitiden und auch bei anderen Erkrankungen zu finden.

Der sicherste Krankheitsbeweis ist die mikroskopische Untersuchung einer Gewebeprobe, die in örtlicher Betäubung aus einem erkrankten Organ, z. B. aus der Nase, der Muskulatur, der Lunge oder der Niere, entnommen wird.

Behandlung. Wir kennen heute mehrere Stadien der Erkrankung, die man unterschiedlich behandelt. In der Initialphase mit einem ausschließlichen Befall der oberen und unteren Luftwege kann die Wegener-Granulomatose (vorwiegend Granulome, s. oben, „Patientenbericht") möglicherweise durch eine alleinige antibiotische Behandlung mit Cotrim über viele Monate oder sogar Jahre zum Stillstand gebracht werden. Darüber hinaus werden Medikamente eingesetzt, die in die Gruppe der Immunsuppressiva gehören, d. h. die die überschießende Reaktion des Immunsystems drosseln und so Entzündungsreaktionen bremsen. In der frühen Phase der Vaskulitis mit Auftreten von Symptomen wie Abgeschlagenheit, Fieber und

Gewichtsverlust sowie Befall von weiteren Organen kann bei normaler Nierenfunktion und leichterer Symptomatik eine Remission mit Methotrexat und Kortison erzielt werden. Bei ernsteren Symptomen, Befall sehr vieler Organe oder rasch fortschreitender Erkrankung wird zunächst eine Kombinationstherapie aus Endoxan und Kortison eingesetzt, dem früheren Therapiestandard. Diese Therapie kann mit erheblichen Nebenwirkungen einhergehen und muss engmaschig überwacht werden (s. Kap. 5 und 6). Zusätzlich können heute noch weitere, neuere Medikamente als Infusionen gegeben werden, wenn die oben beschriebene Therapie nicht erfolgreich ist oder die Dosis z. B. von Endoxan vermindert werden soll. In der Regel wird man, nachdem die Erkrankung zum Stillstand gekommen ist (Remission), eine sog. remissionserhaltende Therapie mit einem schwächeren und über längere Zeit gut verträglichen Immunsuppressivum durchführen. Hierfür kommen verschiedene Medikamente infrage; die am besten untersuchten sind Imurek und Methotrexat, aber auch Leflunomid oder Cell Cept sind möglich.

> Besonderes Augenmerk gehört der Niere! Der Patient spürt selbst nicht, wenn die Niere betroffen ist. Also: regelmäßige Untersuchung von Urin und Nierenwerten im Blut (Kreatininwert).

Die Churg-Strauss-Vaskulitis

Claudia Metzler und Bernhard Hellmich

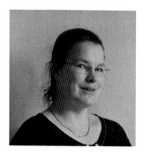 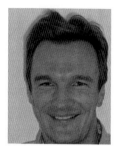

Die Mediziner Jacob Churg und Lotte Strauss entdeckten 1951 eine Form der Vaskulitis, die nur bei Patienten mit allergischem Bronchialasthma auftritt. Die Erkrankung heißt seitdem Churg-Strauss-Vaskulitis, Churg-Strauss-Syndrom oder allergische Granulomatose. Sie befällt v. a. die kleinen Blutgefäße verschiedener Organe.

Da auch Entzündungen in den oberen Luftwege auftreten, z. B. in Form von Polypen, aber auch Entzündungen in Nase und Nasennebenhöhlen, bestehen große Ähnlichkeiten mit der Wegener-Granulomatose. Aber im Gegensatz zur Wegener-Granulomatose sind im Blut, in den Blutgefäßen und in deren Umgebung allergieanzeigende weiße Blutzellen vermehrt anzutreffen, die *eosinophilen Granulozyten* („Eosinophile").

Das Churg-Strauss-Syndrom kommt viel seltener als die Wegener-Granulomatose vor. In Deutschland erkranken pro Jahr ca. 1–3 Personen pro 1 Mio. Einwohner. Frauen und Männer erkranken etwa gleich häufig.

Patientenbericht. *Eine heute 36-jährige Frau berichtet: „Seit der Pubertät habe ich mit Heuschnupfen zu tun, dazu in jedem Herbst und Winter vereiterte Kieferhöhlen. Mit Antibiotika bekam der Hausarzt das meist schnell in den Griff. Nach einer schweren Erkältung vor 4 Jahren hatte ich es auch mit den Bronchien, Asthma. Der Arzt sagte, mit dem Asthma müsste ich nun leben, das würde bleiben, verschrieb mir im-*

mer wieder neue Sprays, Tabletten, auch mal 'ne Kur an der Nordsee. Wenn's ganz schlimm war, wurde ich auch auf Kortison gesetzt. Vor einem Jahr wurde das Asthma aber so schlimm, dass ich ins Krankenhaus musste, beginnende Lungenentzündung und 39 Grad Fieber (Abb. 1). Ich schwitzte nachts auch schrecklich stark, sodass ich jede Nacht den Schlafanzug mehrfach wechseln musste. Im Krankenhaus kam dann eins zum anderen: plötzlich schwere Herzrhythmusstörungen, Atemnot, Kribbeln in den Beinen, immer wieder Fieber. Mir ging es jeden Tag schlechter, kein Mittel half. Den Ärzten war das Ganze ein Rätsel, immer neue Untersuchungen und Tests. Immer wieder wurde auf Allergie getippt (weil die „Eosinophilen" im Blut immer erhöht waren), immer wieder andere Spritzen. Als ich dann eines morgens plötzlich die Beine nicht mehr aus dem Bett bekam und wie gelähmt war, musste alles plötzlich ganz schnell gehen. Nervenarzt, Lungenspiegelung, Gewebeprobe. In der hat man dann diese Churg-Strauss-Krankheit festgestellt."

Kommentar. Sowohl im Blut als auch in der Gewebeprobe aus der Lunge wurden stark vermehrt allergieanzeigende Zellen (*Eosinophile*) festgestellt. Aufgrund der Entzündungen in Lunge, Herz und Nervensystem wurde eine Behandlung mit Kortison und Endoxan eingeleitet. Bereits nach wenigen Tagen fühlte sich die Patientin besser, die Entzündungszeichen gingen zurück.

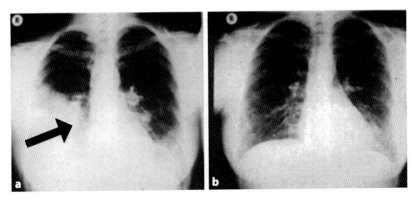

Abb. 1. 36-jährige Patientin mit Verschattungen beider Lungenflügel durch eine Vaskulitis (*Kapillaritis*) bei Churg-Strauss-Syndrom; *links* vor der Behandlung, *rechts* 2 Monate nach Beginn der Behandlung

Ursachen und Entstehung. Die Ursachen oder Auslöser der Erkrankung sind unbekannt. Man geht von einer überschießenden Fehlsteuerung des körpereigenen Immunsystems aus. Dabei scheint bei der Churg-Strauss-Vaskulitis eine allergische Veranlagung von besonderer Bedeutung zu sein. Unklar ist, ob auch Medikamente (z. B. Montelukast), die gerade bei allergischem Asthma eingesetzt werden, die Erkrankung auslösen können. Es gibt keine Hinweise, dass die Churg-Strauss-Vaskulitis vererbt wird oder ansteckend ist. Den eosinophilen Granulozyten kommt mit Sicherheit eine ganz zentrale Bedeutung beim Churg-Strauss-Syndrom zu!

Krankheitszeichen und Verlauf. In der Regel bestehen über lange Zeit zunächst *allergische Symptome*, wie Heuschnupfen, Asthma, Hautausschläge (Quaddeln, Nesselsucht). Je nach Schwere muss hier häufig schon mit Kortison behandelt werden, entweder als Inhalationsspray oder in Form von Tabletten. Häufig kommt es erst nach vielen Jahren mit der z.T. extremen Zunahme der Eosinophilenzahl im Blut (>10% der Gesamtleukozyten bzw. über 700/µl absolut) zur Ausbildung einer Vaskulitis. Diese beginnt oft mit allgemeinem Krankheitsgefühl, Fieber, Gewichtsabnahme, Nachtschweiß und rheumatischen Beschwerden (Gelenk- und Muskelschmerzen). Entzündungszeichen in verschiedenen Organen – wie Lungen, Haut, Niere, Magen-Darm-Kanal etc. – führen dann meist erst zur Diagnose „Vaskulitis" (Abb. 2). Eine besondere Gefahr beim Churg-Strauss-Syndrom ist die Beteiligung des Herzens. Man muss bei mehr als der Hälfte der Erkrankten mit schweren Entzündungen am Herzmuskel und den Herzkranzgefäßen rechnen. Letztere können, ähnlich wie bei einem Herzinfarkt, durch Arteriosklerose (Gefäßverkalkung) schon bei ganz jungen Patienten zum Gefäßverschluss mit dem Absterben von Herzmuskelgewebe, also ebenfalls zu einem Herzinfarkt, führen oder zu gefährlichen Herzrhythmusstörungen. Besonders ausgeprägt können auch die Nerven der Beine und Arme in den Entzündungsprozess einbezogen sein, im Extremfall mit Lähmungen der Arme und Beine. Die Nieren sind im Vergleich mit der sonst sehr ähnlichen Wegener-Granulomatose seltener und weniger stark beteiligt. Bei >80% der Patienten kann unter entsprechender Therapie ein Rückgang der Entzündung erreicht werden (*Remission*). Die Remission ist charakteristischerwei-

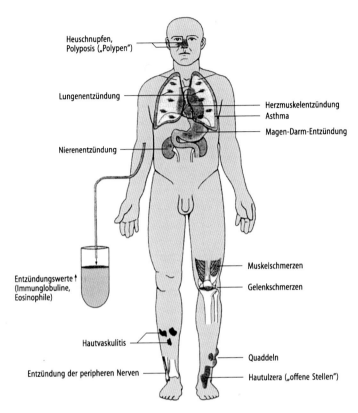

Abb. 2. Häufige Krankheitszeichen bei der Churg-Strauss-Vaskulitis

se auch von einem Abfall der hohen Eosinophilenzahl im Blut begleitet. Aber auch bei der Churg-Strauss-Vaskulitis muss man lebenslang mit Rückfällen (*Rezidiven*) rechnen. Deshalb ist die Eosinophilenzahl im Blut Hauptkontrollmerkmal bei den Blutanalysen. Eine dauerhafte Betreuung durch Hausarzt und Spezialisten ist deshalb empfehlenswert.

Diagnose. Bei Befragen der Patienten ergeben sich fast immer Hinweise auf allergische Erkrankungen. Daneben sind es die vielfältigen entzündlichen Veränderungen in verschiedenen Organen, die dann auf eine Vaskulitis hinweisen (s. Kap. 4). Im Blut findet man in der Regel erhöhte Entzündungswerte (Blutsenkungsgeschwindigkeit und Erhöhung der Konzentration des C-reaktiven Proteins). Die wichtigsten Indizien für das Churg-Strauss-Syndrom sind die Erhöhung der allergieanzeigenden Blutwerte, besonders *eosinophile weiße Blutkörperchen* oder deren Produkte (eosinophiles kationisches Protein, ECP) und das *Immunglobulin E (IgE)*. Krankhafte *Antikörper* gegen körpereigenen Bestandteile (*ANCA*) treten weniger häufig auf als bei der Wegener-Granulomatose. Nur bei ca. 1/3 der Patienten mit Churg-Strauss-Syndrom findet man *ANCA* (Autoantikörper gegen Bestandteile weißer Blutzellen).

Die Churg-Strauss-Vaskulitis kann manchmal mit der Wegener-Granulomatose verwechselt werden. Beide Krankheiten sind oft nur durch die jahrelange Allergieneigung bei Patienten mit Churg-Strauss-Syndrom zu unterscheiden bzw. mikroskopisch-feingeweblich in einer Gewebeprobe. Allergische Beschwerden mit den entsprechenden Blutveränderungen treten aber auch bei Wurmerkrankungen, anderen Parasitenerkrankungen oder Infektionskrankheiten auf. Dann ist noch das Hypereosinophiliesyndrom zu nennen. Diese Krankheiten müssen daher vor Beginn einer Therapie ausgeschlossen werden. Chronische Bindegewebekrankheiten oder Unverträglichkeiten von Medikamenten können ebenfalls ähnliche Symptome verursachen und müssen abgegrenzt werden.

Behandlung. Bei einigen Patienten, insbesondere wenn keine Herzbeteiligung oder andere lebensgefährliche Organbeteiligungen bestehen, kann eine alleinige Kortisonbehandlung ausreichend sein. In der Regel erfordert aber auch das Churg-Strauss-Syndrom eine zusätzliche Gabe von kortisonsparenden (immunsuppressiven) Medikamenten. Bei lebensbedrohlichen Organbeteiligungen ist hier die Gabe von Endoxan unumgänglich (s. Kap. 5), bei mittelschweren Formen werden aber auch andere entzündungshemmende Substanzen, wie Methotrexat oder auch Interferon-*a*, das besonders gut die Bildung von Eosinophilen bremst, eingesetzt.

Zur Behandlung des Asthmas kann jedoch trotzdem eine niedrige Kortisonmenge langfristig notwendig sein.

Ausblick. Zurzeit arbeiten verschiedene Arbeitsgruppen an der Erforschung von möglichen Auslösern des Churg-Strauss-Syndroms, hier gibt es Hinweise auf unterschiedliche Medikamente, aber auch Impfungen und Rauchen werden untersucht.

Auch neuere Therapien, die die Fehlsteuerung des Immunsystems beeinflussen sollen, werden untersucht. Es ist davon auszugehen, dass in naher Zukunft eine mehr zielgerichtete (und damit weniger nebenwirkungsträchtige) Therapie zur Verfügung stehen wird.

> Besonderes Augenmerk gehört einer möglichen Herzbeteiligung, die beim Churg-Strauss-Syndrom sehr schwer verlaufen kann und die Therapie bestimmt.

Essenzielle kryoglobulinämische Vaskulitis und Polyarteriitis nodosa

Peter Lambrecht

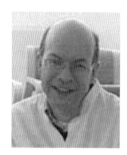

▌ Essenzielle kryoglobulinämische Vaskulitis

Die essenzielle (d. h. unklarer Ursache; von „essentia": lateinisch für Wesen) kryoglobulinämische (von „kryos": griechisch für Kälte; „globus": lateinisch für Kugel; bzw. „globulus": lateinisch für Kügelchen; „haima": griechisch für Blut) Vaskulitis (= Gefäßwandentzündung) wurde Mitte der 1930er Jahre erstmals beschrieben, jedoch erst Ende der 1940er Jahre von Lerner und Watson als eigenständige Vaskulitisform wiederentdeckt.

Zur Namensgebung dieser Vaskulitis trägt ein Laborphänomen bei: Zu den sich im Blut befindenden verschiedenen Eiweißstoffen zählen auch die sog. Immunglobuline. Das ist die Eiweißfraktion im Blut, die die Antikörper enthält. Antikörper dienen normalerweise der körpereigenen Abwehr und binden und neutralisieren beispielsweise Bakterien. Man unterscheidet zwischen monoklonalen und polyklonalen Antikörpern, die sich entweder gegen eine (mono-) oder viele verschiedene (poly-) fremde Eiweißstrukturen, beispielsweise auf einem Bakterium, richten. Kryoglobuline sind definiert als in Kälte ausfallende, mono- oder polyklonale, abnorme Immunglobuline. Kryoglobuline werden nachgewiesen, indem man beobachtet, ob bei Kälte (+ 4 °C) aus dem Blutserum nach 96 h diese Eiweiße ausfallen. Mit laborchemischen Methoden kann man dann anschließend die Kryoglobuline auftrennen und – je nach Ergebnis der Auftrennung – einem von 3 verschiedenen Typen zuordnen: Typ I sind ausschließlich monoklonale Kryoglobuline, Typ II sind gemischt mono- und polyklonale Kryoglobuline, und Typ III enthalten ausschließlich gemischt polyklonale Kryoglobuline (Einteilung nach Brouet et al. 1974).

Während der Begriff der Kryoglobulinämie lediglich besagt, dass im Blut in Kälte ausfallende, abnorme Immunglobuline nachzuweisen sind (ohne Vaskulitis), tritt bei einer kryoglobulinämischen Vaskulitis eine Gefäßentzündung vorwiegend kleiner Gefäße hinzu. Die Gefäßentzündung ist Folge der Ablagerung von Kryoglobulinen in der Gefäßwand, die eine Entzündungsreaktion in der Gefäßwand hervorruft. Der alleinige Nachweis einer Kryoglobulinämie bedeutet also nicht notwendigerweise, dass eine Vaskulitis vorliegt.

Der essenziellen kryoglobulinämischen Vaskulitis stehen verschiedene sekundäre Kryoglobulinämieformen gegenüber, die infolge (= sekundär) verschiedener Infektionen, Autoimmunerkrankungen (z. B. bei der rheumatoiden Arthritis, dem systemischen Lupus erythematodes und dem primären Sjögren-Syndrom) sowie bei malignen Lymphknotenerkrankungen, sog. Lymphomen, und Leukämien auftreten können. Die häufigste sekundäre Kryoglobulinämie tritt bei der Hepatitis-C-Virus-(HCV-)Infektion auf (siehe Kap. „Sekundäre Vaskulitiden"). Da die HCV-Infektion erst Anfang der 1990er Jahre als eine Ursache vieler, bis dahin als essenziell bezeichneter kryoglobulinämischer Vaskulitiden ausgemacht wurde, verwenden manche Autoren diesen Begriff nach wie vor synonym auch für die HCV-assoziierte kryoglobulinämische Vaskulitis, was aber nicht korrekt ist. Als essenzielle kryoglobulinämische Vaskulitis wird weiterhin nur die kryoglobulinämische Vaskulitis unklarer Ursache bezeichnet, d. h. wenn eine chronische HCV-Infektion und andere, o. g. Ursachen ausgeschlossen wurden.

Die essenzielle kryoglobulinämische Vaskulitis manifestiert sich am häufigsten zwischen dem 40. und dem 60. Lebensjahr. Frauen erkranken etwa doppelt so häufig wie Männer. Die essenzielle kryoglobulinämische Vaskulitis gilt als sehr seltene Vaskulitis, verglichen mit anderen Vaskulitiden, wie z. B. der Wegener-Granulomatose.

Patientenbericht. *Eine 47-jährige Frau fühlte sich unerklärlicherweise zunehmend matt und abgeschlagen. Nach einiger Zeit bemerkte sie kleine rote Pünktchen an ihren Unterschenkeln, die insbesondere abends verstärkt hervortraten. Neuerdings neigte sie nachts zum Schwitzen. Die roten Pünktchen waren aber nicht immer zu sehen und verschwanden auch wieder für einige Tage, manchmal für Wo-*

chen, was die Frau zunächst beruhigte. Nach einem Jahr verschlechterte sich ihr Befinden jedoch innerhalb von wenigen Wochen. Die Pünktchen waren plötzlich stärker denn je aufgetreten und bedeckten nicht nur die Unterschenkel, sondern auch die Oberschenkel, und traten vereinzelt an den Unterarmen auf. Neu aufgetretene Gelenk- und Muskelschmerzen machten jede Bewegung zur Qual. Zudem machten sich eine zunehmende Taubheit und äußerst schmerzhafte Missempfindungen, zunächst an den Fußsohlen, dann auch an den Unterschenkeln und Fingern, bemerkbar. Diese schmerzhaften Missempfindungen waren kaum erträglich. Mehrfach musste der Notarzt kommen und schmerzstillende Mittel geben. Ein weiterer hinzugezogener Arzt stellte schließlich hohe Entzündungswerte im Blut fest und veranlasste die Einweisung in ein Krankenhaus, gegen die sie sich zunächst sträubte. Als aber auch verschiedene von einer Freundin gepriesene, sog. natürliche Heilmittel nichts halfen, war sie doch bereit, ins Krankenhaus zu gehen. Dort wurden eine schlechte Nierenfunktion und rote Blutkörperchen im Urin festgestellt. Eine Probe aus der Haut zeigte eine Vaskulitis und weitere Blutuntersuchungen eine Kryoglobulinämie.

Kommentar. Der Verlauf spiegelt typische Manifestationen der essenziellen kryoglobulinämischen Vaskulitis wider. Abgeschlagenheit und Nachtschweiß werden durch die Entzündungsreaktion hervorgerufen. Rote Pünktchen (Purpura) an den Unterschenkeln, später auch an anderen Hautregionen, sind in diesem Fall Ausdruck der Hautvaskulitis. Die Diagnose der Hautvaskulitis wurde durch die feingewebliche Untersuchung der Hautprobe bestätigt. Die Purpura wird infolge höhere Drücke im Gefäßsystem durch langes Stehen während des Tages und durch warme Temperaturen oftmals verstärkt. Viele Patienten leiden auch unter entzündlich bedingten Gelenk- und Muskelschmerzen. Gefühlsstörungen und schmerzhafte Missempfindungen sind Zeichen einer Entzündung peripherer Nerven (Polyneuropathie), die unser Tast- und Schmerzempfinden weiterleiten. Die Entzündung führt zu einer Störung der über die Nerven vermittelten Empfindungen. Die essenzielle kryoglobulinämische Vaskulitis führt bei etwa 20% der Patienten zu einer Verschlechterung der Nierenfunktion.

Ursachen und Entstehung. Die Ursache der essenziellen kryoglobulinämischen Vaskulitis ist unbekannt. Meist tritt eine essenzielle kryoglobulinämische Vaskulitis infolge einer gemischten mono- und polyklonalen (Typ II) Kryoglobulinämie auf, seltener bei einer gemischten, rein polyklonalen (Typ III) Kryoglobulinämie. Bestimmte weiße Blutkörperchen, sog. B-Zellen, sind bei der Erkrankung in Blut und Knochenmark vermehrt nachzuweisen und produzieren die Kryoglobuline. Die Vaskulitis ist Folge einer Ablagerung der Kryoglobuline in der Gefäßwand vorwiegend kleiner Gefäße, die zu einer Entzündung der Gefäßwand (= Vaskulitis) führt. Die Vaskulitis kleiner Gefäße führt in den von ihr betroffenen Organen zu einer Funktionsverschlechterung, Entzündung und Schädigung der Organe.

Krankheitszeichen und Verlauf. Neben sog. B-Symptomen (Nachtschweiß, Gewichtsverlust, Temperaturerhöhung) sind rote Pünktchen der Haut (Purpura), besonders an den Unterschenkeln, sowie Gelenk- und Muskelschmerzen häufig. Die Symptomtrias aus Purpura, Gelenkschmerzen und körperlicher Abgeschlagenheit wird nach ihrem Erstbeschreiber auch als „Meltzer-Trias" bezeichnet. Die Purpura wird durch eine Vaskulitis kleiner Hautgefäße hervorgerufen. Als oftmals schwerwiegende Komplikationen können durch die Vaskulitis hervorgerufene Entzündungen der peripheren Nerven mit Gefühlsstörungen oder schmerzhaften Sensationen (Polyneurpathie), seltener des zentralen Nervensystems (seltene Ursache von Krampfanfällen, Schlaganfall), der Niere [mit drohender Dialysepflichtigkeit infolge der fehlenden Entgiftungsleistung der Niere, Bluthochdruck, Wassereinlagerungen (Ödeme) in den Beinen und Luftnot], von Herzkranz- und Lungengefäßen mit Brustschmerzen und Luftnot sowie von Magen- und Darmtrakt mit Bauchschmerzen hinzutreten.

Die Prognose ist mit den heutigen Behandlungsmöglichkeiten im Allgemeinen gut. Da man die Ursache der essenziellen kryoglobulinämischen Vaskulitis aber nicht kennt, kann man die Erkrankung auch nicht im eigentlichen Sinn beseitigen, sondern zumeist die Entzündungsaktivität durch Medikamente unterdrücken. Rezidive der Erkrankung (Wiederauftreten) können hierunter jedoch vorkommen. Zudem verspüren viele Patienten infolge der Schädigung der peripheren Nerven (Polyneuropathie) durch die Vaskulitis auch nach medikamentöser Unterdrückung der Entzündungsaktivität der Vaskulitis häufig durch den verbliebenen Restschaden an den Nerven Gefühlsstörungen und Schmerzen. Bedingt durch die sehr langsame, oft über 2 Jahre andauernde Regenerationsdauer peripherer Nerven bessern sich diese Symptome auch bei einer Remission der Vaskulitis nur sehr langsam. Ebenso kann die Nierenfunktion auch nach Unterdrückung der Entzündungsaktivität der Vaskulitis infolge einer Restschädigung eingeschränkt bleiben.

Diagnose. Zur Diagnose tragen neben der Erhebung der o.g. Symptome der Nachweis unspezifischer Entzündungsmarkern im Blut (Blutsenkungsgeschwindigkeit, C-reaktives Protein) sowie der Nachweis von Kryoglobulinen im Blut bei (Abb. 1). Zudem liegt in der Regel ein sog. „Komplementverbrauch" im Blut vor, d.h. bestimmte Entzündungsfaktoren im Blut sind infolge der Entzündungsvorgänge im Körper verbraucht. Neben dem Ausschluss sekundärer Formen einer Kryoglobulinämie, wie z.B. bei einer HCV-Infektion, wird man in der Regel eine Knochenmarkuntersuchung anschließen, um Erkrankungen der Blutbildung und diffu-

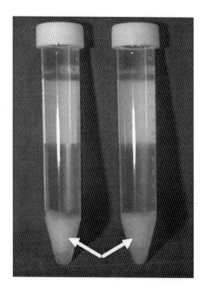

Abb. 1. Kryoglobuline (Pfeile) fallen bei Kälte (+4 °C) im Blutserum nach 96 h aus

se Lymphknotenerkrankungen auszuschließen. Die Vaskulitis selbst kann feingeweblich in erkrankten Organen, z. B. aus Haut-, Muskel- oder Nervenproben, nachgewiesen werden. Im typischen Fall erkennt der Pathologe dann Entzündungen kleiner Blutgefäße und mittels Spezialfärbungen auch die Ablagerung von Kryoglobulinen in der Gefäßwand. Blut- und Urinuntersuchungen können Aufschluss über eine Nierenbeteiligung geben. Bildgebende und weitere spezialärztliche, z. b. neurologische, einschließlich der Nervenleitgeschwindigkeit, Untersuchungen können Aufschluss über weitere Organbeteiligungen, z. B. des Nervensystems, geben.

Therapie. Bei schwerer, lebens- und/oder organbedrohender Manifestation der essenziellen kryoglobulinämischen Vaskulitis ist eine Behandlung mit Kortison (z. B. Decortin H) und Cyclophosphamid (z. B. Endoxan) erforderlich. Bei besonders schweren Verläufen, z. B. besonders rasch fortschreitender Nierenfunktionsverschlechterung und/oder schwerer Polyneuropathie, kommt vorübergehend auch eine Plasmaseparation (Blutwäsche, bei der die Kryoglobuline entfernt werden) über 2–3 Wochen infrage. Nach ca. einem halben Jahr ist meist eine Remission (Stillstand der Erkrankung) erzielt, und die Behandlung kann von Cyclophosphamid (z. B. Endoxan) auf Azathioprin (z. B. Imurek) oder Methotrexat (z. B. Lantrel, MTX-Medac) umgestellt und hiermit meist für 2–3 weitere Jahre fortgeführt werden. Bei unkompliziertem Verlauf kann anschließend der Versuch einer Reduktion dieser Medikamente unternommen werden.

▪ Polyarteriitis nodosa

Die Polyarteriitis nodosa (von „poly-": griechisch für viel: „arteria": griechisch für Schlagader; „itis" als kennzeichnende Endung für Entzündung; „nodosa": lateinisch für knotig) war die erste Vaskulitis (= Gefäßwandentzündung), die als solche 1866 von den Freiburger Ärzten Kussmaul und Maier erkannt und beschrieben wurde.

Der Bericht von Kussmaul und Maier (1866) lässt erahnen, welche Grenzen dem medizinischen Wirken zu jener Zeit gesetzt waren:

„Carl Seufarth, 27 Jahre alt, Schneidergeselle, kam am 4. Mai 1865 morgens 10 Uhr in die medizinische Klinik zu Freiburg. An dem ziemlich mageren Menschen fiel die ungemein blasse Farbe von Haut, Lippen, Mundschleimhaut und Bindehaut auf; der Puls ging sehr rasch, und der Kranke fühlte sich so hinfällig, dass er sich sofort zu Bett legen musste. Der Patient war einer von jenen Kranken, denen man die Prognose schon vor der Diagnose stellen kann. Er machte auf den ersten Blick den Eindruck eines verlorenen Menschen, dessen wenige Tage gezählt sind."

Die Polyarteriitis nodosa ist eine Entzündung mittelgroßer und kleiner organversorgender Arterien, wobei typischerweise die gesamte Arterienwand von der Entzündung betroffen ist. Besonders häufig sind Nieren- und Darmarterien in den Entzündungsprozess einbezogen. Der durch die Arterienentzündung hervorgerufenen Knotenbildung in der Haut verdankt die Erkrankung den Zusatz „nodosa" (knotig). Neben einer idiopathischen Form der Polyarteriitis nodosa (d.h. unklarer Ursache, von „idios": griechisch für eigentümlich, und „pathos": griechisch für Leiden) kann die Polyarteriitis nodosa auch im Rahmen einer chronischen Hepatitis-B-Virus-(HBV-)Infektion komplizierend hinzutreten. Demgegenüber liegen nur Einzelberichte über das Auftreten einer Polyarteriitis nodosa bei chronischer Hepatitis-C-Virus-(HCV-) oder „Human-immunodeficiency-virus"-(HIV-)Infektion vor.

Patientenbericht. *Ein 52-jähriger Mann litt zunehmend unter unerklärlicher Mattigkeit und Abgeschlagenheit. Mehrfach beobachtete er erhabene, leicht schmerzhafte Hautrötungen im Unterschenkelbereich. Schließlich trat eine offene Stelle über dem Knöchel auf, die trotz Verwendung verschiedener Salben nicht wieder abheilte. Im Weiteren traten Bauchschmerzen auf, zumeist nach Mahlzeiten, später auch nachts. Er verlor stark an Gewicht und traute sich immer seltener, etwas zu essen. Durchfälle und Blutabgänge beim Stuhlgang kamen hinzu. Er suchte seinen Hausarzt auf, der bei ihm hohe Entzündungswerte im Blut feststellte und ihn in eine Klinik schickte. Magen- und Darmspiegelungen zeigten keine Auffälligkeiten, wohl aber eine radiologische Darstellung der Arterien mittels Kontrastmitteluntersuchung. Hierbei zeigten sich zahlreiche Aussackungen der* *dargestellten mittelgroßen bis kleinen Gefäße. Eine feingewebliche Untersuchung einer aus Knöchelnähe entnommenen Hautprobe bestätigte die Diagnose der Polyarteriitis nodosa.*

Kommentar. Oftmals sind unspezifische und vieldeutige Zeichen, wie Abgeschlagenheit, Nachtschweiß und Gewichtsverlust, bei einer Polyarteriitis nodosa (aber auch anderen Vaskulitisformen und entzündlichen Erkrankungen) zu finden. Als Ausdruck der Hautbeteiligung traten Hautknoten auf, von denen einer zu einem offenen Geschwür über dem Knöchel führte, das infolge der anhaltenden Entzündung nicht wieder abheilte. Die Vaskulitis der Darmgefäße rief die Bauchschmerzen und den Gewichtsverlust hervor. Der Gewichtsverlust war teils schmerzbedingt, teils durch eine Funktionseinschränkung der Nahrungsmittelaufnahme und die Durchfälle bedingt. Schließlich traten Blutbeimengungen beim Stuhlgang auf, und zwar infolge der Vaskulitis der Darmwand. Magen- und Darmspiegelung zeigen nicht immer Zeichen einer Entzündung der oberflächlichen Darmschleimhaut, trotzdem in solch einem Fall tiefere Wandschichten betroffen sein können und Anlass zu den wiederkehrenden Blutbeimengungen zum Stuhl sein können. Die radiologische Kontrastmitteluntersuchung der betroffenen Gefäßregion zeigte charakteristische Aussackungen mittelgroßer und kleiner Gefäße (sog. Aneurysmen), die durch die Entzündung und die damit verbundene Ausdünnung und Aussackung der Gefäßwand zustande kommen. Die Diagnose der Polyarteriitis nodosa wurde in diesem Fall durch die feingewebliche Untersuchung der Hautprobe bestätigt.

Ursachen und Entstehung. Die meisten Fälle sind idiopatisch (d.h. unklarer Ursache; von „idios": griechisch für eigentümlich, und „pathos": griechisch für Leiden), d.h. es gibt keine erkennbare Ursache. Neueren Untersuchungen zufolge liegt eine chronische HBV-Infektion heutzutage nur etwa 10% der Polyarteriitis-nodosa-Fälle zugrunde, während in den 1970er Jahren noch etwa 50% der Polyarteriitis-nodosa-Fälle Hepatitis-B-Virus-(HBV-)assoziiert waren. Als Grund für diesen Wandel werden die erfolgreiche Impfprophylaxe bestimmter Berufsgruppen und gestiegene hygienische Maßnahmen genannt. Weitere Infektionen, bei denen eine Polyarteriitis nodosa bisher in Einzelfällen berichtet wurde, sind die chronische

Hepatitis-C-Virus-(HCV) und die „Human-immunodeficiency-virus"- (HIV-)Infektion.

Die Vaskulitis wird durch die Ablagerung sog. Immunkomplexe in den Gefäßwänden hervorgerufen. Hierbei handelt es sich um Komplexe aus Immunglobulinen und von ihnen gebundenen Antigenen. Als Immunglobuline bezeichnet man diejenige Eiweißfraktion im Blut, die die Antikörper enthält. Antikörper dienen normalerweise der körpereigenen Abwehr und binden und neutralisieren beispielsweise Bakterien. Als Antigen werden die zumeist fremden Stoffe bezeichnet, die ein Antikörper bindet, z. B. ein Bestandteil der Bakterienwand oder Viruspartikel. So lagern sich beispielsweise bei der HBV-assoziierten Polyarteriitis-nodosa-HBV-Partikel enthaltende Immunkomplexe in den Gefäßwänden ab und rufen in der Folge eine Entzündungsreaktion in der Gefäßwand (= Vaskulitis) hervor. Da die Polyarteriitis nodosa mittelgroße und kleine, organversorgende Arterien betrifft, kommt es zu einer Minderdurchblutung der betroffenen Organe sowie zu einer Funktionsverschlechterung, Entzündung und Schädigung der Organe. Wenn die Durchblutung eines Organs und Gewebes infolge der Polyarteriitis nodosa ganz zum erliegen kommt, spricht man von einem Infarkt, z. B. Niereninfarkt.

Krankheitszeichen und Verlauf. Die meisten Patienten leiden unter sog. B-Symptomen (Nachtschweiß, Gewichtsverlust, Temperaturerhöhung). Die Entzündung von Darmgefäßen kann zu Bauchschmerzen und Durchfällen sowie Blutbeimengungen zum Stuhl führen. Verschlüsse größerer Darmgefäße können einen Darminfarkt mit erheblichen Bauchschmerzen sowie Magen- und Darmgeschwüre bedingen. Eine Beteiligung der Nierengefäße hat oftmals einen Bluthochdruck zur Folge. Seltener sind das Auftreten von sichtbaren Blutbeimengungen zum Urin („roter Urin"), extreme Flankenschmerzen infolge eines Niereninfarkts oder ein Nierenversagen, das zur Dialysepflichtigkeit führt. Hauterscheinungen sind knotige Veränderungen, offene, schlecht oder gar nicht abheilende Geschwüre und manchmal bläuliche, netzartige Hautzeichnungen (sog. Livedo reticularis). Eine Nervenbeteiligung wird gelegentlich gesehen, sowohl mit Einbezug peripherer Nerven mit Gefühlsstörungen oder schmerzhaften Sensationen (Polyneuropathie) als auch seitens des zentralen Nervensystems (seltene Ursache von Krampfanfällen, Schlaganfall). Selten sind die Herzkranzgefäße mit einbezogen, was zu Brustschmerzen und (indirekt) zu Luftnot und Wassereinlagerungen in die Beine (Ödeme) führen kann.

Die Prognose ist mit den heutigen Behandlungsmöglichkeiten im Allgemeinen gut. Bei einem Teil der Fälle geht man davon aus, dass die Polyarteriitis nodosa eine „Single-hit"-(englisch für „einzelner Schlag")Erkrankung darstellt, also nur einmalig aktiv wird. Bei anderen Patienten verläuft die Erkrankung chronisch mit schubförmigem Verlauf mit Phasen hoher und geringerer Krankheitsaktivität.

Diagnose. In der Regel wird eine Erhöhung der Konzentration unspezifischer Entzündungsmarkern im Blut (Blutsenkungsgeschwindigkeit, C-reaktives Protein) vorgefunden. Häufig liegt ein sog. „Komplementverbrauch" im Blut vor, d.h. bestimmte Entzündungsfaktoren im Blut sind infolge der Entzündungsvorgänge im Körper verbraucht. Bei den durch Viruserkrankungen hervorgerufenen Formen der Polyarteriitis nodosa kann die HBV-Infektion (bzw. extrem selten: HCV- oder HIV-Infektion) durch spezielle Blutuntersuchungen nachgewiesen werden. Die Vaskulitis selbst kann feingeweblich in erkrankten Organen, z.B. aus Haut-, Muskel- oder Nervenproben, nachgewiesen werden. Im typischen Fall erkennt der Pathologe dann Entzündungen mittelgroßer Gefäße und kann mittels Spezialfärbungen auch die Ablagerung von Immunkomplexen in der Gefäßwand nachweisen. Blut- und Urinuntersuchungen können Aufschluss über eine Nierenbeteiligung geben. Bildgebende Untersuchungsverfahren, wie beispielsweise die radiologische Kontrastmitteluntersuchung von betroffenen Gefäßgebieten (in der Regel Darm-, Nieren-, Hirn- oder Herzkranzgefäße) – sei es nach direkter Punktion von Gefäßen und mittels eines Katheters oder mit computer- bzw. kernspintomographischen Verfahren – können durch die Darstellung von Aussackungen mittelgroßer und kleiner Gefäße (sog. Aneurysmen) indirekt die Vaskulitis dieser Gefäßregionen zur Darstellung bringen (Abb. 2). Weitere spezialärztliche Untersuchungen, z.B. neurologische Untersuchungen einschließlich der Messung der Nervenleitgeschwindigkeit, können Aufschluss über weitere Organbeteiligungen geben.

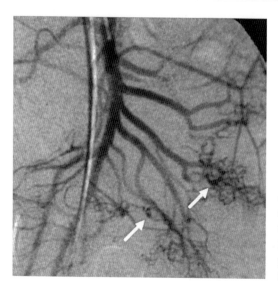

Abb. 2. Radiologische Gefäßdarstellung mit Kontrastmittel: Aussackungen (sog. Aneurysmen) mittelgroßer Darmgefäße als Zeichen der Polyarteriitis nodosa

Therapie. Bei schwerer, lebens- und/oder organbedrohender Manifestation sowohl der idiopathischen Form als auch der HBV-assoziierten Form der Polyarteriitis nodosa ist eine Behandlung mit Kortison (z. B. Decortin H) und Cyclophosphamid (z. B. Endoxan) erforderlich. Wenn nach ca. einem halben Jahr eine Remission (Stillstand der Erkrankung) erzielt ist, wird die Behandlung bei der idiopathischen Form der Polyarteriitis nodosa von Cyclophosphamid (z. B. Endoxan) auf Azatioprin (z. B. Imurek) oder Methotrexat (z. B. Lantrel, MTX-Medac) umgestellt und hiermit meist für 2–3 weitere Jahre fortgeführt. Bei milden Verläufen der HBV-assoziierten Polyarteriitis nodosa oder nach vorgenannter Remissionsinduktion bei schweren Verläufen wird eine Viruselimination mit Interferon-α oder Lamivudin angestrebt. Ebenso kann bei der bisher nur in Einzelfällen berichteten HCV-assoziierten Form der Polyarteriitis nodosa der Versuch einer Viruselimination mit Interferon-α und Ribavirin unternommen werden.

▮ Literatur

Brouet et al. 1974
Kussmaul u. Maier 1866

Mikroskopische Polyangiitis

Armin Schnabel

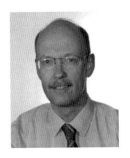

Die mikroskopische Polyangiitis (MPA) wurde nach ihrer Entdeckung durch den Hamburger Pathologen Wohlwill in den 1920er Jahren des letzten Jahrhundert zunächst als Sonderform der Poly-/Panarteriitis nodosa angesehen. Im Unterschied zur letzteren Erkrankung, die v.a. mittelgroße Arterien betrifft, befällt die MPA vorzugsweise die (mikroskopisch) kleinen Blutgefäße. Es stellte sich dann heraus, dass die MPA mehr Gemeinsamkeiten mit der Wegener-Granulomatose aufweist als mit der Poly-/Panarteriitis nodosa. Der Nachweis von Antikörpern (ANCA) bei der MPA und der Wegener-Granulomatose bestätigte schließlich, dass beide Vaskulitiden eng miteinander verwandt sind.

Die MPA ist eine seltene Krankheit. Sie wird bei etwa 2 pro 1 Million Menschen pro Jahr diagnostiziert. Betroffen sind gleichermaßen Frauen und Männer, überwiegend im mittleren und höheren Lebensalter.

Patientenbericht. *Der 56-jährige Herr K. berichtet: „Vor 2 Monaten machte ich eine ‚Grippe' durch, mit Husten, Abgeschlagenheit, Gliederschmerzen und Temperaturerhöhung für wenige Tage. Von dieser Krankheit habe ich mich nicht richtig erholt. Ich war ständig müde und abgeschlagen, hatte Gliederschmerzen, keinen Spaß mehr am Sport und kam bei kleinsten Belastungen ins Schwitzen. Ich nahm Gewicht ab und schlief schlecht. Mein Hausarzt hatte zunächst den Verdacht auf eine anhaltende Infektionskrankheit. Seine Laboruntersuchungen ergaben dann auch eine erhöhte Blutsenkungsgeschwindigkeit und andere Entzündungszeichen, Hinweise auf einen Infektionserreger fanden sich aber nicht. Drei Wochen später ging es dann sehr schnell. Die Gliederschmerzen verstärkten sich von Tag zu Tag,* *und es traten Gelenkentzündungen mit Schwellung und Erwärmung auf. Es entwickelte sich ein unangenehmes Kribbeln an den Fußsohlen und Zehenspitzen, ohne dass der Haut zunächst etwas anzusehen war. Ich fühlte mich fiebrig, und wegen heftigem Schwitzen musste ich mehrfach pro Nacht den Schlafanzug wechseln. Beim Husten hatte ich wiederholt kleine Mengen von blutigem Auswurf, und beim Treppensteigen und schnellerem Gehen kam es zu Atemnot. Mein Hausarzt stellte bei erneuten Laboruntersuchungen eine abnehmende Nierenfunktion und rote Blutzellen im Urin fest und wies mich in die Klinik ein.*

Bei der Aufnahmeuntersuchung eröffnete mir der Arzt, dass ich wahrscheinlich eine Nierenentzündung hätte. Die Nierenerkrankung, das Fieber, der Nachtschweiß, die Gelenkentzündungen, die Missempfindungen an den Füßen und der blutige Husten seien wahrscheinlich Symptome, die auf eine gemeinsame Grunderkrankung zurückzuführen seien – wahrscheinlich eine Vaskulitis."

Kommentar. Die Röntgenuntersuchung ergab Verschattungen in beiden Lungenflügeln und zum Ausschluss einer Lungeninfektion wurde eine Bronchoskopie (Lungenspiegelung) durchgeführt. Dabei wurde Blut aus beiden Lungen abgesaugt. Eine Infektion bestand nicht. Der Neurologe diagnostizierte als Ursache der Missempfindungen an den Füßen eine gestörte Nervenfunktion (Polyneuropathie) und vermutete eine Nervenentzündung als Ursache. Der Nachweis von pANCA verstärkte den Verdacht auf eine Vaskulitis, und wegen der rasch abnehmenden Nierenfunktion wurde am 3. stationären Tag eine Nierenpunktion durchgeführt. Am selben Tag wurde eine hochdosierte Kortisontherapie begonnen und führte tatsächlich innerhalb weniger Tage zur Stabilisierung der Lungen- und Nierenfunktion. Die Nierenbiopsie bestätigte die vermutete Glomerulonephritis. Aus dem klinischen Bild, dem pANCA-Nachweis und dem Ergebnis der Nierenbiopsie resultierte die Diagnose einer MPA. Die Therapie wurde um Endoxan erweitert und führte während den folgenden Wochen zur vollständigen Beseitigung der Entzündungszeichen und zur Wiederherstellung der Organfunktionen.

Ursachen und Entstehung. Die Ursachen der MPA sind nicht bekannt. ANCA werden in 70% der Fälle nachgewiesen und belegen, dass die MPA zu den Autoimmunkrankheiten gehört. Viele Patienten berichten, dass dem Ausbruch ihrer Vaskulitis eine grippeähnliche Erkrankung vorausging. Es ist denkbar, dass die Infektion mit bestimmten Erregern eine Fehlregulation des Immunsystems auslöst und so zur Vaskulitis führen kann, bewiesen ist diese Annahme aber nicht. In Einzelfällen können ANCA und ANCA-assoziierte Vaskulitiden durch bestimmte Medikamente ausgelöst werden (z. B. Medikamente gegen Schilddrüsenüberfunktion). Dieser Mechanismus scheint aber sehr selten zu sein.

Während die Auslöser der Vaskulitis weitgehend unbekannt sind, erweitert sich das Verständnis der Entzündungsmechanismen ständig. Aus Zellexperimenten und feingeweblichen Untersuchungen lässt sich ableiten, dass die neutrophilen Granulozyten, eine Untergruppe der weißen Blutzellen, eine besondere Rolle bei der Auslösung und Unterhaltung der Gefäßwandentzündung spielen. ANCA können an diese Zellen binden und sie aktivieren. Die aktivierten Granulozyten greifen die Gefäßwände an und lösen so die Vaskulitis aus. Die Bedeutung der ANCA wurde auch durch Tierexperimente belegt. Es zeigte sich, dass mit der Übertragung von ANCA von einem Tier auf das andere unter bestimmten Umständen auch die Krankheit übertragen werden kann.

Im Krankheitsverlauf werden dann weitere Immunzellen in die Entzündung einbezogen. Diese beeinflussen sich gegenseitig durch die Freisetzung von hormonähnlichen Überträgerstoffen (Zytokine und andere), die im einen Fall eine Entzündung fördern, im anderen Fall eine Entzündung hemmen können. Die Aufklärung der Zytokineffekte bei den unterschiedlichen Immunerkrankungen ist derzeit ein vielversprechendes Arbeitsgebiet der Therapieforschung. Der gezielte Eingriff in gestörte Signalwege eröffnet neue Möglichkeiten in der Behandlung schwer verlaufender Vaskulitiden.

Krankheitszeichen und Verlauf. Wie andere Kleingefäßvaskulitiden führt auch die MPA bei hoher Krankheitsaktivität zu B-Symptomen (Temperaturerhöhung, Nachtschweiß, Gewichtabnahme), zusammen mit Entzündungszeichen im Blut (u. a. erhöhte Blutsenkungsgeschwindigkeit). Fast alle Betroffenen haben auch rheumatische

Beschwerden (Gelenk- und Muskelschmerzen, Gelenkentzündungen).

Unter den Organbeteiligungen haben die Nieren- und Lungenbeteiligung besondere Bedeutung. Der charakteristische Nierenbefund ist die Glomerulonephritis, eine immunologisch vermittelte Entzündung der kleinen Nierengefäße. Dabei werden rote Blutzellen und abnorm hohe Mengen von Eiweiß im Urin nachgewiesen. Die anhaltende Entzündung führt zum Verlust der Nierenfunktion, erkennbar am Anstieg des Serumkreatininwertes. Bei der rapid-progressiven Glomerulonephritis kann es innerhalb weniger Tage oder Wochen zum Organausfall kommen. Dann muss die Nierenfunktion „maschinell" ersetzt werden, um die anfallenden Stoffwechselgifte aus dem Körper zu entfernen (Dialyse = Blutwäsche). Dies ist bei rechtzeitiger Behandlung oft glücklicherweise nur vorübergehend nötig. Da die Glomerulonephritis keine Schmerzen verursacht, sind Blut- und Urinuntersuchungen für die Frühdiagnose besonders wichtig.

Die Lunge wird in Form einer immunologisch vermittelten Lungenentzündung (Pneumonitis) betroffen. Diese muss von erregerbedingten Lungenentzündungen unterschieden werden – eine oft schwierige Aufgabe, die u. a. eine Lungenspiegelung (Bronchoskopie) zur Gewinnung von Untersuchungsmaterial erfordern kann. Eine sehr aggressive Form der Kleingefäßvaskulitis in der Lunge führt zur Zerstörung der kleinsten Gefäße (Kapillaritis) und zur Lungenblutung. Blutiger Husten muss bei der MPA deshalb immer als Warnsignal verstanden werden und erfordert eine umgehende Diagnostik. Zu den selteneren Formen der Lungenbeteiligung gehört auch die Lungenfibrose – eine Bindegewebevermehrung im Lungengewebe, die zur Einschränkung der Lungenfunktion führt (Abb. 1).

Die Haut und das Nervensystem bieten weitere wichtige Hinweise auf die Erkrankung. Das häufigste Hautsymptom sind v. a. an den Unterschenkeln aufschießende punktförmige Entzündungsherde (Purpura). Daneben kommen Einblutungen unter den Finger-/Fußnägeln und am Nagelfalz vor. Am Nervensystem kommt es vorzugsweise zu einer Polyneuropathie (Nervenbeteiligung), die sich mit abgeschwächtem Gefühl, Kribbelmissempfindungen oder Schmerzen zu erkennen gibt, bei schwerem Verlauf auch mit Lähmungen. Auch schmerzhafte Augenentzündungen (rotes Auge) kommen vor. Durchblutungsstörungen des Darmes mit Bauchschmerzen oder

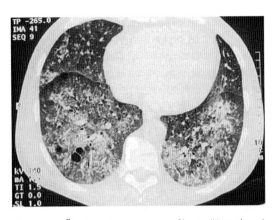

Abb. 1. Ausgeprägte Lungenbeteiligung mit Übergang in eine Lungenfibrose (Vernarbung) im hochauflösenden Thorax-Computertomogramm (HR-CT) bei mikroskopischer Polyangiitis

Durchfall, Hirnfunktionsstörungen infolge von Gefäßverschlüssen oder Hirnentzündungen und Herzmuskelentzündungen mit Rhythmusstörungen oder Herzschwäche sind seltenere, aber unter Umständen folgenschwere Organbeteiligungen.

Der Krankheitsverlauf ist uneinheitlich. Bei einem Teil der Betroffenen entsteht innerhalb weniger Tage ein schweres Krankheitsbild, das eine Behandlung auf der Intensivstation erfordert. Oft entwickelt sich die Erkrankung aber langsamer. Es treten über einige Wochen zunehmende Abgeschlagenheit, rheumatische Beschwerden, Hautausschläge, Nervenfunktionsstörungen und lediglich im Labor feststellbare Nierenveränderungen auf. Diese Verläufe bieten die Möglichkeit, die Krankheit früh zu diagnostizieren und durch umgehende Therapie ein schweres Krankheitsbild abzuwenden.

Diagnose. Eine MPA kommt immer dann in Betracht, wenn die Nieren, die Lunge, das periphere Nervensystem, die Haut und die Augen in eine Entzündungskrankheit einbezogen werden. Wenn dann pANCA im Blut gefunden werden, wird eine MPA immer wahrscheinlicher. Im Unterschied zur Wegener-Granulomatose, bei der gegen Proteinase 3 gerichtete cANCA gefunden werden (PR3-AN-CA), sind die P-ANCA bei der MPA gegen Myeloperoxydase (MPO) gerichtet (MPO-ANCA).

Auch wenn das klinische Bild und die serologischen Befunde sehr verdächtig sind, muss in jedem Fall versucht werden, die Gefäßentzündung mittels Gewebeprobe (Biopsie) direkt nachzuweisen. Wenn eine Glomerulonephritis besteht, hat die Nierenbiopsie eine hohe Treffsicherheit. Die Gewebeentnahme aus der Niere mit einer Hohlnadel ist aber nicht ganz ungefährlich – es kann dabei zu Blutungen kommen, die im ungünstigsten Fall eine Operation erfordern. Deshalb wird zunächst versucht, beweisende Biopsien aus anderen entzündeten Organen zu gewinnen, z. B. der Haut, der Muskulatur oder der Lunge.

Behandlung. Eine hochakute MPA erfordert eine intensive Immunsuppression mit Endoxan und Kortison. Bei kritischer Einschränkung der Nierenfunktion muss unter Umständen die Zeit bis zum Wirkungsbeginn der Medikamente mit einer Dialysebehandlung überbrückt werden. Falls die Glomerulonephritis nicht ausreichend auf die medikamentöse Therapie anspricht, kann die Entfernung von ANCA und weiteren entzündungsfördernden Eiweißen mittels Plasmaaustausch (Plasmapherese) helfen. Bei schwerer Lungenfunktionseinschränkung kann eine vorübergehende künstliche Beatmung notwendig werden. Fehlen unmittelbar bedrohliche Organveränderungen, insbesondere eine Nierenbeteiligung, kann eine weniger eingreifende immunsuppressive Therapie gewählt werden, z. B. mit Imurek oder Methotrexat.

Leider gelingt es nicht immer, eine völlig normale Nierenfunktion wiederherzustellen. Bei bleibender Nierenschwäche (Niereninsuffizienz) ist eine unterstützende Therapie für den langfristigen Erhalt der Nierenfunktion von großer Bedeutung. Dazu gehört eine sorgfältige Blutdruckeinstellung – bei einer guten Einstellung liegen alle gemessenen Werte unter 135/85 mmHg. Die Eiweißaufnahme mit der Kost sollte eingeschränkt werden, und zur Regulierung des Kaliumhaushalts können weitere Kostumstellungen notwendig werden. Bestimmte blutdrucksenkende Medikamente (ACE-Hemmer) können zudem die Nierenfunktion verbessern, auch wenn kein Bluthochdruck besteht.

Ebenso wie der Krankheitsbeginn, ist der langfristige Verlauf der MPA uneinheitlich. Ein Teil der Patienten hat nur einen einzigen Krankheitsschub und bleibt nach erfolgreicher Therapie erscheinungsfrei. Ein größerer Teil erleidet aber weitere Krankheitsschübe und muss dann erneut behandelt werden. Nach einer erfolgreichen Therapie sind deshalb regelmäßige ärztliche Kontrolluntersuchungen notwendig.

Ähnlich der Wegener-Granulomatose ist die Überwachung der Niere auch bei der MPA besonders wichtig. ALSO: Regelmäßige Urinkontrollen (wöchentliche Selbstkontrolle mittels Urinteststreifen) und Kontrolle des Kreatininwertes im Blut.

Riesenzellarteriitis: Arteriitis temporalis, Polymyalgia rheumatica und Takayasu-Arteriitis

PEER M. ARIES und EVA REINHOLD-KELLER

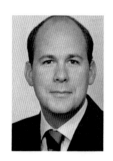

❙ Arteriitis temporalis/Polymyalgia rheumatica

Der englische Arzt Hutchinson berichtete schon vor ca. 100 Jahren von einem 80-jährigen Patienten mit einer starken und schmerzhaften Schwellung der Schläfenarterie, sodass er seinen Hut nicht mehr tragen konnte. Die Krankheit wurde zunächst „Vaskulitis des Alters" genannt und erst später in „Arteriitis temporalis" umbenannt. Die Arteriitis temporalis (*Arteri-* [Arterie], *-itis* [Entzündung], *temporalis* [Schläfe]) gehört zur Gruppe der Riesenzell-Arteriitiden. Der Name „Riesenzell-Arteriitis" erklärt sich nicht daraus, dass vorwiegend die großen Blutgefäße, wie Hauptschlagader (Aorta) oder Schläfenlappenarterie (Arteria temporalis), betroffen sind, sondern weil bei der Betrachtung unter dem Mikroskop besonders große Entzündungszellen („Riesenzellen") in den Gefäßwänden zu finden sind.

Die meisten Patienten mit einer Arteriitis temporalis sind über 50 Jahre alt. Jährlich erkranken ca. 20–50 Patienten pro 100 000 Einwohner der über 50-jährigen Bevölkerung an dieser Art der Vaskulitis, damit gehört sie zu der häufigsten Vaskulitisformen. Dabei gibt es in Europa ein deutliches Nord-Süd-Gefälle, d. h. in Nordeuropa tritt die Arteriitis temporalis häufiger als in Südeuropa auf. Frauen erkranken 2- bis 3-mal häufiger als Männer.

Die Polymyalgia rheumatica (*Poly-* [viele], *myalgia* [Muskelschmerzen], *rheuma* [fließend]) gehört ebenfalls zur Gruppe der Riesenzellarteriitiden. Sie ist charakterisiert durch Muskelschmerzen des Schulter- und Beckengürtels. An der Polymyalgia rheumatica erkranken ebenfalls v. a. Patienten jenseits des 50. Lebensjahres. In Europa tritt die Erkrankung bei ungefähr 700 Patienten in einer

Gruppe von 100 000 Einwohnern auf. Frauen sind doppelt so häufig betroffen wie Männer. In ca. 50% der Fälle tritt die Polymyalgia rheumatica bei Patienten mit einer bekannten Arteriitis temporalis auf. Umgekehrt leiden ca. 10% der Patienten mit einer bekannten Polymalgia rheumatica an einer Arteriitis temporalis.

Patientenbericht. *Der 63 Jahre alte Rentner, Herr M., berichtet:* „In der Landwirtschaft musste ich immer schwer arbeiten, abends hab ich dann oft meine Knochen gespürt. Morgens war ich dann aber meist wieder fit. Auch sonst war ich immer kerngesund, hatte gar keine Zeit zum Krankwerden. Den Doktor hab ich nur von weitem gekannt. Es war vor 8 Wochen, morgens wachte ich mit schlimmem Muskelkater auf, kam kaum aus dem Bett. Ganz steif war ich, kriegte die Arme gar nicht zum Rasieren hoch. Meine Frau rieb mich mit Franzbranntwein ein, mittags ging's dann besser. Dann kamen die rasenden Kopfschmerzen in den Schläfen, beim Kauen auch Schmerzen in den Kiefern. Dann fiel mir morgens beim Rasieren auf: Die rechte Schläfenader tritt so hervor, ganz dick geschwollen (Abb. 1). Auch da bin ich noch nicht zum Arzt gegan-

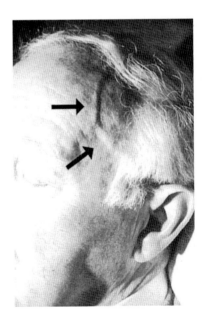

Abb. 1. Stark geschwollene Schläfenarterie bei Arteriitis temporalis

gen. Erst als ich plötzlich morgens mit dem rechten Auge nichts mehr sehen konnte, alles ganz verschwommen sah, holte meine Frau den Doktor. Der schickte mich gleich weiter in die Stadt zum Augenarzt."

Kommentar. Am Augenhintergrund waren typische Veränderungen einer Vaskulitis sichtbar. Im Blut waren die Entzündungswerte stark erhöht. Es wurde in örtlicher Betäubung eine kleine Probe aus der schmerzhaft geschwollenen rechten Schläfenarterie entnommen und eine Arteriitis temporalis festgestellt. Weil die Vaskulitis dazu geführt hat, dass Herr M. nicht mehr mit dem rechten Auge sehen konnte, wurde noch am gleichen Tag Kortison in hoher Dosis gegeben (250 mg an den ersten beiden Tagen). Schon am darauffolgenden Tag bemerkte Herr M., dass er wieder hell und dunkel mit dem rechten Auge sehen konnte. Er fühlte sich auch insgesamt wieder deutlich besser. Die Muskelschmerzen, die ihn zuvor gequält hatten, verschwanden ebenfalls innerhalb weniger Tage. In der Folgezeit wurde das Kortison langsam reduziert. Nach 2 Jahren ist Herr M. inzwischen ohne Therapie beschwerdefrei. Das Sehvermögen ist nahezu vollständig wiederhergestellt.

Ursachen und Entstehung. Die Riesenzellarteriitiden gehören zur Gruppe der Autoimmunerkrankungen. Das Immunsystem führt hierbei einen „Entzündungskrieg" gegen den eigenen Körper, insbesondere gegen die größeren Blutgefäße. Die genaue Ursache der Erkrankung ist unklar. Häufig berichten die Patienten, dass der Erkrankung eine Infektion oder Stresssituation vorausgegangen sei. Wissenschaftliche Untersuchungen haben in der Tat gezeigt, dass eine Korrelation mit Infektionen, dem Alter und bestimmten genetischen Merkmalen beobachtet werden kann. Keiner dieser Faktoren reicht aber allein aus, um die Krankheit auszulösen.

Die Art der „verwandtschaftlichen" Beziehung zwischen der Arteriitis temporalis und der Polymalgia rheumatica sowie die Gründe für das ausschließliche Auftreten im höheren Lebensalter kennt man nicht. Gelegentlich verbirgt sich aber auch eine bis dahin noch unentdeckte Tumorerkrankung hinter den Beschwerden.

Krankheitszeichen und Verlauf. Die Arteriitis temporalis beginnt meist aus voller Gesundheit. Erste Beschwerden sind häufig Abgeschlagenheit, Müdigkeit, Depressionen, Fieber, Gewichtsverlust und Muskelschmerzen. Fast immer kommt es auch zu Kopfschmerzen, Druckschmerz der Kopfhaut insbesondere über den Schläfenarterien, und Schmerzen beim Kauen. Dabei ist die Schläfenarterie oft stark angeschwollen (s. Abb 1). Allerdings kann auch ein plötzlicher Sehverlust das erste und einzige Krankheitszeichen sein. Sehr viel seltener sind die anderen Blutgefäße des Kopfes beteiligt, was dann unter Umständen zu einem Schlaganfall führen kann. Eine entzündliche Beteiligung der Herzgefäße kann zu einem Herzinfarkt führen, dagegen führt eine Beteiligung der Gefäße der Beine zur „Schaufensterkrankheit" (alle paar Meter muss der Patient wegen Schmerzen in den Beinen stehenbleiben und sieht dabei in die Schaufenster).

> Bei etwa 15% der Patienten kommt es durch einen entzündlichen Verschluss eines Augengefäßes zum *plötzlichen Sehverlust*. Nur bei sofortiger Behandlung mit Kortison ist die Chance groß, dass sich das Sehvermögen wieder völlig normalisiert.

Die *Polymyalgia rheumatica*, die nahe „Verwandte" der Arteriitis temporalis, äußert sich mit Schmerzen in den Muskeln (Muskelkater), v. a. in den Oberarmen und/oder Oberschenkeln. Die Schmerzen sind in der zweiten Nachthälfte und morgens besonders ausgeprägt, sodass die Patienten davon häufig wach werden. Besonders das Heben der Arme über den Kopf, z. B. beim Haare kämmen, fällt den Patienten sehr schwer. Eine Steifheit der Arme und Beine kann bis in die Mittagsstunden anhalten. Auch können Gelenkschwellungen oder Wasseransammlungen in der Haut (Ödeme) auftreten.

Diagnose. Es gibt keine Blutuntersuchung die diese Erkrankung beweisen könnte. Einfache Blutuntersuchungen, wie die Blutsenkungsgeschwindigkeit (BSG) oder die Bestimmung von Entzündungseiweißen im Blut (C-reaktives Proteine), können aber erste Hinweise auf die Erkrankung geben. Spezielle Autoantikörper, die für die Erkrankung typisch wären, gibt es nicht. Bei der Arteriitis temporalis sollte möglichst rasch der Augenarzt hinzugezogen werden, um der Gefahr einer Erblindung frühzeitig vorzubeugen; am Augenhintergrund sind entzündliche Veränderungen der Gefäße relativ früh und einfach nachzuweisen. Eine sichere Diagnose der Arteriitis temporalis kann nur durch eine kleine Gewebeprobe aus der Arterie der Schläfe (Arteria temporalis) erfolgen. Sollte aus irgendwelchen Gründen keine Probe aus der Schläfenarterie entnommen werden können, kann man dennoch die Diagnose anhand des Alters, der Patientenberichte (Anamnese) und der Laborbefunde (BSG) ausreichend sicher stellen. Neuerdings besteht die Möglichkeit, durch Ultraschall eine Entzündung in der Schläfenarterie nachzuweisen (Doppler-Sonographie). Nur in Ausnahmefällen müssen zusätzliche Röntgenuntersuchungen der Gefäße (Angiographie oder PET) durchgeführt werden, um eine Beteiligung anderer Gefäße auszuschließen.

Auch bei der Polymalgia rheumatica sind keine Laborwerte bekannt, die zu einer sicheren Diagnose führen würden. Auch hier kann aber anhand der Anamnese und einzelner unspezifischer Blutwerte die Diagnose gestellt werden. Da die Gefahr einer Erblindung nicht zu unterschätzen ist, sollte auch bei den Patienten, die ausschließlich über Muskelbeschwerden klagen, eine augenärztliche Untersuchung erfolgen. Eine Gewebprobe der Schläfenarterie wird bei fehlenden Zeichen einer gleichzeitig bestehenden Arteriitis temporalis nicht empfohlen.

Behandlung. Kortison ist die wichtigste Therapie. Wenn der Patient über eine plötzliche Sehverschlechterung oder Erblindung berichtet, müssen sofort sehr große Mengen von Kortison gegeben werden (250–500 mg in den ersten Tagen). Nur so besteht eine Chance, dass das Sehvermögen wiederhergestellt wird. Bereits 1–2 Tage nach Beginn dieser Therapie ist bereits eine deutliche Besserung des Sehens zu verzeichnen. Bei den anderen Patienten mit dem Verdacht einer Arteriitis temporalis reicht es meistens, wenn man mit 40–60 mg Kortison pro Tag beginnt. Bei alleinigen Muskelbeschwerden (Polymalgia rheumatica ohne Arteriitis temporalis) kann mit noch niedrigeren Kortisondosen begonnen werden (z. B. 20 mg). Das Kortison wird in den nächsten Wochen langsam reduziert. Es ist aber davon auszugehen, dass die Kortisonbehandlung über 1–5 Jahre fortgesetzt werden muss. Sollte der Patient schon starke Nebenwirkungen durch Kortison haben oder längerfristig sehr viel Kortison brauchen (über 7,5 mg pro Tag), gibt es die Möglichkeit, zusätzlich andere Medikamente (z. B. Methotrexat oder Imurek) einzunehmen. Diese Kortisonsparenden Medikamente wirken ebenso entzündungshemmend wie Kortison, haben aber langfristig weniger Nebenwirkungen (s. Kap. 5). Bei 25–50% der Patienten kommt es zu einem späteren Rückfall der Erkrankung. Im späteren Verlauf sind nicht selten große Blutgefäße außerhalb des Kopfes betroffen, so z. B. die Bauchschlagader (Aorta) oder die großen Gefäße von Armen und Beinen. Dieses Risiko kann durch die Einleitung einer kortisonsparenden Therapie deutlich reduziert werden.

▌ Takayasu-Arteriitis (TA)

Die Takayasu-Arteriitis gehört ebenfalls zur Gruppe der Riesenzellarteriitiden und befällt vorrangig größere und große Blutgefäße. Im Unterschied zur Arteriitis temporalis erkranken jedoch bei der Takayasu-Arteriitis häufig junge Frauen unter dem 40. Lebensjahr. Die Takayasu-Arteriitis tritt in unseren Breiten sehr selten auf (1 Erkrankung in einer Bevölkerung von 1 000 000), ist aber in Fernost (z. B. in Japan) sehr viel häufiger. Weil die Erkrankung in Europa nur selten auftritt und schwierig zu diagnostizieren ist, wird die Diagnose meist erst spät gestellt. Da bei den Patienten häufig keine Pulse an den Armen oder Beinen mehr getastet werden können, wurde die Erkrankung früher auch „pulslose Krankheit" genannt.

Patientenbericht. Die 22 Jahre alte Frau Ling aus Korea berichtet: „Seit einigen Jahren ist unsere Familie in Deutschland, wir haben ein kleines Restaurant. Hier muss die ganze Familie helfen. In den letzten Wochen sind mir oft die Teller aus der Hand gefallen, keine Kraft. Oft ist mir schwindlig, ich habe es zuerst auf die Hitze in der Küche geschoben. Dreimal bin ich schon umgefallen, die Knie schmerzen. Meine Eltern dachten, ich habe keine Lust zum Arbeiten. Keiner hat mir richtig geglaubt. Einmal bin ich dann in der U-Bahn umgefallen, habe mir den Kopf dabei aufgeschlagen. Ein Krankenwagen hat mich dann ins Krankenhaus gebracht. Hier konnten sie meinen Puls am rechten Arm nicht finden."

Kommentar. Da der Blutdruck rechts nicht messbar war, folgten weitere Untersuchungen. Bei Blutuntersuchungen wurden erhöhte Entzündungswerte festgestellt. In der Ultraschalluntersuchung der Blutgefäße (Duplex-Sonographie) bestand der Verdacht auf eine Durchblutungsstörung im Bereich des rechten Armes und des Kopfes. Daraufhin wurde eine Angiographie der großen Hauptschlagader (Aorta) und ihrer Aufzweigungen durchgeführt. Hier sah man Verengungen der Blutgefäße, die den Kopf und die Arme versorgen (Abb. 2). Damit waren auch die Schwäche in den Armen und der Schwindel zu erklären. Die Patientin erhielt Kortison und Endoxan. Unter dieser Therapie fühlte sich die Patientin langsam besser. Zwar war der Puls am rechten Arm später auch wieder tastbar, die Ohnmachtsanfälle setzen sich aber weiter fort. Bei einer Kontrolluntersuchung zeigte sich eine fast normale Durchblutung an den Armen. Die zum Kopf führenden Gefäße waren aber weiter hochgradig verengt. Dadurch kam es zu einer verminderten Durchblutung des Gehirns mit Schwindel und den Ohnmachtsanfällen. Es bestand sogar die Gefahr eines Schlaganfalls. Frau Ling musste deshalb rasch an den Halsgefäßen operiert werden; es wurde eine Gefäßbrücke (Bypass) über der Verengung angelegt, die ausreichend Blut zum Kopf führen konnte.

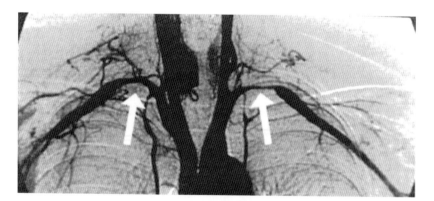

Abb. 2. Einengungen beider Armschlagadern bei einer 22-jährigen Frau mit Takayasu-Arteriitis

Ursachen und Entstehung. Die Ursache der Takayasu-Arteriitis ist unklar. Wie bei den anderen Riesenzellarteriitiden ist aber eine Korrelation mit bestimmten genetischen Merkmalen beobachtet worden. Wiederum reichen aber diese Merkmale allein nicht aus, um diese Erkrankung zu bekommen. Die Erkrankung kommt besonders häufig in fernöstlichen Ländern vor. In Europa erkrankt ein Mensch pro 1 Million der Bevölkerung in einem Jahr neu. Die Entzündung in den Gefäßwänden kann zu einer Einengung oder einer Aussackung der Blutgefäße führen.

Krankheitszeichen und Verlauf. Häufig beginnt die Krankheit mit einer allgemeinen Abgeschlagenheit, Fieber, Müdigkeit und Gelenkschmerzen. Erst später, nach Wochen oder Monaten, treten aufgrund der Durchblutungsstörungen Schwindel, Kopfschmerzen, Benommenheit, Bewusstlosigkeit oder Sehstörungen auf. Wenn die Arterien der Arme betroffen sind, kann der Puls am Handgelenk kaum oder nicht mehr getastet werden. Bei handwerklichen Arbeiten können dann die Hände abblassen oder kalt werden. Selten sind die Blutgefäße des Herzens entzündet und können im schlimmsten Fall zu einem Herzinfarkt führen. Aufgrund des jungen Alters dieser Herzinfarktpatienten werden häufig erstmals weitergehende Untersuchungen veranlasst, die zu der Diagnose der Takayasu-Arteriitis führen können.

Wie die meisten Vaskulitisformen, verläuft auch die Takayasu-Arteriitis in Schüben und kann auch nach langen Phasen des Stillstands wieder auftreten.

Diagnose. Eine frühe Diagnose ist aufgrund der anfänglich unspezifischen Symptome schwierig. Gelegentlich berichten die Patienten, dass der Hausarzt schon seit langem keine Pulse tasten konnte. Bei Blutuntersuchungen sind die Blutsenkungsgeschwindigkeit (BSG) und andere Entzündungswerte erhöht. Typische Auto-Antikörper gibt es auch bei dieser Erkrankung nicht. Die Diagnose wird meist anhand zusätzlicher Röntgenuntersuchungen der Gefäße, wie z.B. der Angiographie (s. Abb. 2), der Kernspin-Angiographie oder der Positronenemissionstomographie (PET), gestellt. Mit der PET wird nach einer Entzündung der Gefäßwand gesucht. In der Angiographie kann dagegen eine Einengung der Gefäße nachgewiesen werden.

Ähnliche Veränderungen können aber auch durch eine Verkalkung der Gefäße (Arteriosklerose) entstehen, die besonders bei Rauchern, Zuckerkrankheit oder erhöhtem Cholesterinspiegel auftreten. Nur die mikroskopische Untersuchung einer Gewebeprobe könnte hierbei zu einer klaren Unterscheidung führen. Diese wird aber wegen der gefährlichen Lokalisation (z.B. Haupt- oder Halsschlagader) nur selten durchgeführt.

Behandlung. Kortison kann bei den meisten Patienten die Erkrankung rasch bessern. Unter der Therapie können sich auch bereits verschlossene Gefäße durch einen Rückgang der Entzündung in der Gefäßwand wieder öffnen. Wenn trotz der Kortisongabe keine Heilung erreicht werden kann oder der Patient sehr viel Kortison benötig, kann durch zusätzliche Medikamente, wie Methotrexat oder Endoxan, geholfen werden. Leider lassen sich nicht alle Gefäße durch Medikamente wieder öffnen. In diesem Fall kann mit einem Ballonkatheter versucht werden, die Gefäßenge wieder aufzudehnen (Katheteruntersuchung). Ein über den Katheter eingeführtes Röhrchen (Stent) verhindert den erneuten Gefäßverschluss. Nur wenn auch dies nicht erfolgreich sein sollte, kann durch die Operation einer Gefäßbrücke (Bypass) die Blutversorgung von lebenswichtigen Organen, wie z.B. Herz oder Gehirn, sichergestellt werden.

> Nicht selten sind die großen Blutgefäße der Arme beteiligt. Achten Sie auf abnorme, v.a. einseitige Muskelermüdung bei Überkopfarbeit. Fühlen Sie regelmäßig beidseits den Handgelenkpuls und messen Sie regelmäßig den Blutdruck auf beiden Seiten (er darf maximal 15 mmHg Unterschied zwischen rechts und links betragen!).

Schönlein-Henoch-Krankheit

JÜRGEN STEINHOFF

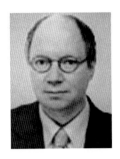

Diese Vaskulitis ist eine häufig schubweise verlaufende Krankheit, die nach dem deutschen Kinderarzt Eduard Henoch und dem deutschen Internisten Johann Schönlein, die beide im 19. Jahrhundert lebten, benannt wurde. Obwohl die Erkrankung vorwiegend bei Kindern auftritt, ist sie auch bei Erwachsenen vorhanden, wobei Männer etwa doppelt so häufig betroffen sind wie Frauen.

Die Ursache der Erkrankung ist völlig unklar, allerdings sind sehr oft, meist einige Wochen vor Krankheitsbeginn, Infektionen der oberen Luftwege mit Fieber oder sog. „grippale Infekte" zu erfragen.

Die Schönlein-Henoch-Krankheit ist eine Vaskulitis, bei der typischerweise die Blutgefäße der Haut, des Darmes und der Nieren entzündet sind. Es kommt zu punktförmigen Rötungen der Haut, die gelegentlich auch zu größeren Blutansammlungen verschmelzen. Nicht selten werden blutige Durchfälle, die zum Teil mit kolikartigen Bauchschmerzen einhergehen können, sowie eine krankhafte Blut- und Eiweißausscheidung im Urin beobachtet. Bei einigen Patienten wird der Urin auch sichtbar rot, sodass häufig zunächst nicht an eine Nierenerkrankung, sondern an eine Blasenentzündung gedacht wird. Begleitend treten häufig Gelenkschmerzen, vorwiegend in den Sprunggelenken und in den Knien, auf. Grundsätzlich kann aber jedes Gelenk betroffen sein.

Patientenbericht. *Ein 39-jähriger Mann berichtet über eine starke Erkältung im letzten Sommer. Die Mandel taten weh, auch hatte er einen deutlichen eitrigen Auswurf. Der Hausarzt behandelte den Patienten mit einem Antibiotikum, und alles wurde schnell besser. Ein paar Wochen später entwickelte er erneut ein Krankheitsgefühl, dies-*

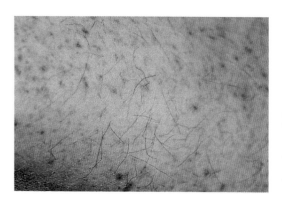

Abb. 1. Hautvaskulitis mit vielen punktförmigen Hauteinblutungen an beiden Unterschenkeln bei einem 39-jährigen Mann mit Schönlein-Henoch-Krankheit

mal ganz anders, mit Gelenkschmerzen im rechten Knie und Müdigkeit, insgesamt fühlte er sich einfach abgeschlagen. Er blieb einige Tage im Bett, die Gelenkschmerzen besserten sich etwas, allerdings kamen jetzt Bauchschmerzen dazu, gelegentlich mit Durchfallattacken. Zwei Tage später fiel dem Patienten blutiger Stuhl auf, auch der Urin hatte sich leicht rötlich verfärbt. Hausmittel, wie Tee und Zwieback, erbrachten keine Linderung. Am nächsten Morgen kamen dann noch viele kleine rote Punkte an den Beinen dazu, die nur an der Vorderseite der Unterschenkel zu sehen waren (Abb. 1); die Waden waren nicht betroffen. Der Patient suchte nun erneut seinen Hausarzt auf, der ihn dann sofort ins Krankenhaus einwies. Dort stellten die Ärzte bei der Untersuchung des Urins nicht nur rote Blutkörperchen fest, sondern auch eine erhöhte Eiweißausscheidung. Die Ärzte sprachen von einer Nierenentzündung ohne den Nachweis von Bakterien. Noch am gleichen Tag wurde eine Hautprobe vom Unterschenkel entnommen und die Vaskulitis festgestellt.

Kommentar. Sofort wurde eine Behandlung mit Kortison begonnen, und innerhalb weniger Tage kam es zu einem zügigen Rückgang der Hauteinblutungen, der Gelenkschmerzen und des Durchfalls. Auch die leicht rötliche Verfärbung des Urins ging schnell zurück. Das Allgemeinbefinden des Patienten besserte sich ebenfalls rasch. Innerhalb einiger Wochen normalisierte sich dann auch die Ausscheidung der roten Blutkörperchen und des Eiweißes im Urin.

Ursache und Entstehung. Die Ursache ist unbekannt, allerdings sind häufig im Vorfeld Infektionen wenige Wochen vor Krankheitsausbruch zu beobachten. Darüber hinaus werden eine ganze Reihe auslösender Substanzen beschrieben – verschiedene Medikamente oder aber auch Nahrungsmittel. Diese führen zur Bildung von sog. Immunkomplexen, die dann zur Gefäßschädigung an der Haut, dem Darm, den Gelenken und auch an den Nieren führen. Es gibt verschiedene Immunkomplexe, bei der Schönlein-Henoch-Erkrankung enthalten sie das Immunglobulin A. Diese Untergruppe von Eiweißkörpern unseres Abwehrsystems führt dann, zusammen mit einer Aktivierung von Teilen des Immunsystems, zur Gefäßentzündung. Es handelt sich dabei vermutlich um eine krankhafte Fehlsteuerung des Immunsystems.

Krankheitszeichen und Verlauf. Meistens setzt die Erkrankung im Gegensatz zu anderen Vaskulitisformen sehr plötzlich ein und führt die Patienten durch die eindrucksvollen Hauteinblutungen schnell zum Arzt. Es treten fleckförmige, tastbare Rötungen der Haut vorwiegend im Bereich der Vorderseite der Unterschenkel, des Gesäßes und der Streckseiten der Unterarme auf. Daneben kommt es typischerweise zu zum Teil massiven kolikartigen Bauchschmerzen mit blutigen Durchfällen und zu etwa 40% zu einer Nierenentzündung. Letztere ist entscheidend für die Prognose der Erkrankung, sie ist also die schwerwiegendste Komplikation und darf nicht übersehen werden. Begleitend können rheumatische Beschwerden mit Gelenkschmerzen und Gelenkschwellungen auftreten. Häufig besteht ein allgemeines Krankheitsgefühl. Insgesamt ist die Prognose meist gut. Bei Kindern beobachtet man eine hohe spontane Heilungsrate, ohne dass primär eine Therapie notwendig wird. Im Gegensatz zu anderen Vaskulitisformen sind Rückfälle der Erkrankung selten, kommen aber gelegentlich bei Patienten vor, die häufig zu Infektionen der oberen Luftwege neigen. Liegt eine Nierenbeteiligung vor, die immer ernst genommen werden muss, so kann es bei einigen Patienten (ca. 10%) im Verlauf von Jahren zu einem langsamen, aber stetigen Verlust der Nierenfunktion kommen. Die Kontrolle der Eiweißausscheidung im Urin ist hier entscheidend und viel wichtiger als die Bestimmung der Nierenwerte im Blut.

Diagnose. Obwohl die Hautveränderungen meistens sehr charakteristisch sind, muss zur Sicherung der Diagnose eine Hautprobe feingeweblich untersucht werden, um die Entzündung der Blutgefäße und die Ablagerungen des Immunglobulin A nachzuweisen. Denn mit dem Auge allein sind die Hauterscheinungen oft von einer Hautvaskulitis anderer Ursache nicht zu unterscheiden. Ähnliche Hautveränderungen können durch Infektionen oder Medikamentenunverträglichkeiten verursacht wurden. Deshalb sind die Informationen für den Arzt über vorausgegangene Infektionen oder Medikamenteneinnahmen besonders wichtig. Das Immunglobulin A ist manchmal auch im Blut erhöht messbar, ein normaler Wert schließt die Erkrankung aber nicht aus. Daneben zeigen die Blutuntersuchungen allgemeine Entzündungsreaktionen. Bei einer Nierenbeteiligung sollte immer das C-reaktive Protein – ein Entzündungseiweiß – im Blut gemessen werden, da die Bestimmung der Blutsenkungsgeschwindigkeit dann nicht aussagekräftig und daher nicht mehr sinnvoll ist. Finden sich deutlich erhöhte Blut- und Eiweißmengen im Urin, so sollte in den Fällen erhöhter Nierenwerte im Blut eine Punktion der Niere zur feingeweblichen Untersuchung durchgeführt werden. Nur damit kann man das Ausmaß der Nierenschädigung wirklich erfassen. Bei blutigen Stühlen ist eine Spiegelung des Magen und des Darmes erforderlich. Häufig reicht aber schon eine Spiegelung des Enddarms aus, um die Diagnose zu sichern und das Ausmaß der Entzündung des Darmes zu erfassen.

Behandlung. Die Gelenk- und Bauchschmerzen können meist mit Kortison allein erfolgreich behandelt werden. Bei schwerem Verlauf mit ausgeprägter Nierenbeteiligung ist gelegentlich die Gabe hochdosierter Immunglobuline erfolgversprechend. Dies ist ein von gesunden Blutspendern gewonnenes Präparat mit sehr vielen Antikörpern des Abwehrsystems (Immunsystem). Bei einem sehr schnellen Funktionsverlust der Niere ist es sehr selten notwendig, die Schönlein-Henoch-Krankheit mit Endoxan zu behandeln. Die Gabe von Fischölkapseln, die Omega-3-Fettsäuren enthalten, die nur im Seefisch existieren, ist umstritten, haben aber bei einer isolierten Immunglobulin-A-Nierenentzündung in einigen Studien einen günstigen Einfluss auf die Nierenfunktion gezeigt.

Isolierte Vaskulitis des Zentralnervensystems

GÜNTHER SEIDEL

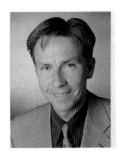

Diese seltene Form der Vaskulitis betrifft ausschließlich die kleinen und mittleren Blutgefäße des Gehirns und des Rückenmarks. Durch die Störung der Blutversorgung des zentralen Nervensystems (ZNS) entwickeln sich intellektuelle Einbußen sowie Stimmungsschwankungen und Kopfschmerzen, daneben sind Lähmungen, Seh- und Sprachstörungen möglich. Meistens entwickelt sich die Erkrankung über Wochen kontinuierlich, selten kommt es zu schubförmigen Verschlechterungen.

Patientenbericht. *Eine 44-jährige Frau entwickelte über 2 Wochen chronische Kopfschmerzen, eine Gangunsicherheit durch eine leichte Halbseitenlähmung rechts sowie Hörstörungen. Bisher war die Frau gesund gewesen, bei der Untersuchung im Krankenhaus wurde dann eine leichte Entzündung in der Nervenflüssigkeit (Liquor) festgestellt sowie im Bild des Gehirns (Magnetresonanztomographie) mehrere Durchblutungsstörungen beider Großhirnhälften. Bei der Blutgefäßdarstellung (zerebrale Angiographie) fanden sich Einschnürungen (Stenosen) der Hirnarterien. Die übrigen umfangreichen Untersuchungen erbrachten keinen Anhalt für eine Gefäßentzündung im restlichen Körper. So wurde auf eine Entzündung der Hirnarterien mit resultierenden Durchblutungsstörungen im Hirngewebe geschlossen und die Diagnose „isolierte ZNS-Vaskulitis" gestellt.*

Kommentar. Es wurde sofort eine Behandlung mit Kortison in Kombination mit Cyclophosphamid eingeleitet, worunter sich die Beschwerden der Patientin langsam zurückbildeten.

Ursache und Entstehung. Die Ursache dieser seltenen Erkrankung ist unbekannt. Gelegentlich wurde das Krankheitsbild im Zusammenhang mit einer Windpocken-Virus-Infektion oder einer Knochenmarktransplantation beobachtet. Ob ein ursächlicher Zusammenhang besteht, ist unklar.

Krankheitszeichen und Verlauf. Die Erkrankung setzt meist langsam zunehmend über mehrere Wochen ein, sehr selten ist ein plötzliches Auftreten der ersten Krankheitszeichen. Im Verlauf kommt es, wenn keine gezielte Behandlung erfolgt, meist stetig zu einer Zunahme der Erkrankungszeichen, seltener tritt eine schubförmige Verschlechterung auf. Die häufigsten Krankheitszeichen sind Kopfschmerzen, halb- oder beidseitige Lähmungen der Extremitäten und psychische Veränderungen mit zunehmender Interesselosigkeit und Stimmungsschwankungen. Seltener kommt es zu epileptischen Krampfanfällen, Fieber und Gewichtsverlust. Wichtig für die Abgrenzung gegenüber anderen Vaskulitiden ist, dass andere Organsysteme (Niere, Lunge, Haut) nicht betroffen sind.

Diagnose. Aufgrund der unspezifischen Krankheitszeichen der isolierten ZNS-Vaskulitis ist die Diagnose schwierig. Es wurden 4 Kriterien entwickelt, um die Diagnosefindung zu vereinheitlichen. Das erste Kriterium ist die Präsentation der Krankheitszeichen mit Ausfällen, die für mehrere Schädigungsorte im zentralen Nervensystem sprechen, sowie die zeitliche Zunahme der Krankheitszeichen im Verlauf. Das zweite Kriterium stützt sich auf die Bildgebung des Hirns (Magnetresonanztomographie) und die Darstellung der Hirnarterien (zerebrale Angiographie) (Abb. 1). Diese diagnostischen Verfahren sollen die charakteristischen Befunde mit einem Schädigungsmuster in Gehirn und Rückenmark sowie eine Beteiligung der Gehirnarterien nachweisen. Das dritte Kriterium ist der Ausschluss einer in anderen Körperregionen befindlichen Entzündung bzw. Vaskulitis. Das letzte Kriterium ist der Nachweis einer Gefäßentzündung in eine Biopsie aus den Gehirnhäuten bzw. dem Gehirngewebe. Sind 3 dieser 4 Kriterien erfüllt, kann die Diagnose einer isolierten Vaskulitis des ZNS gestellt werden.

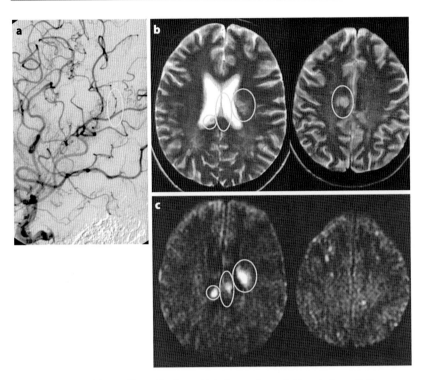

Abb. 1. a Blutgefäßdarstellung (Angiographie) der vorderen Gehirnarterien mit Einengung (Stenose) der Arterie (Kreis). **b, c** Magnetresonanztomographie (MRT) des Gehirns. **b** Darstellung der Durchblutungsstörungen (Infarkte) im Großhirn (Kreise). **c** Darstellung der frischen Durchblutungsstörungen (Kreise). Bei den Abbildungen **b** und **c** sind gleiche Untersuchungsschichten übereinander dargestellt. Beachte die frischen Infarkte auf den linken Schichten und den älteren Infarkt auf dem rechten oberen Bild. (Die Abbildungen wurden freundlicherweise von Herrn Prof. Dr. Petersen, Abteilung für Neuroradiologie, Universitätsklinikum Schleswig-Holstein, Campus Lübeck, zu Verfügung gestellt)

Behandlung. Die Behandlung der Wahl ist eine Kombinationstherapie, bestehend aus Kortison und Cyclophosphamid, zunächst über 3 Monate hochdosiert, dann werden im Verlauf, bei stabilen oder rückläufigen Ausfällen, die Kortisondosis reduziert und die Gesamtbehandlung über 6–12 Monate fortgesetzt. Weiteren Durchblutungsstörungen im Gehirn soll durch die Behandlung mit einem Thrombozytenfunktionshemmer (Gerinnungshemmer, z. B. Acetylsalicylsäure) vorgebeugt werden. Bei Gangunsicherheit, Lähmungs-erscheinungen oder Sensibilitätsstörungen sollte die medikamentöse Behandlung von Beginn an durch Krankengymnastik (Physiothera-pie) unterstützt werden. Kognitive Leistungseinbußen (z. B. Ge-dächtnisstörungen) sollten durch eine neuropsychologische Trai-ningsbehandlung angegangen werden.

3 Vaskulitis – eine Folge anderer Erkrankungen

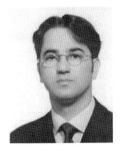

Keihan Ahmadi-Simab
und Eva Reinhold-Keller

▌ Sekundäre Vaskulitiden

Vaskulitiden werden heute in 2 große Gruppen eingeteilt: primäre und sekundäre Vaskulitiden (Abb. 1). Im Unterschied zu den primären Vaskulitiden als eigenständiges Krankheitsbild ist bei den sekundären Vaskulitiden ein Auslöser bekannt oder sie treten als Komplikation im Zuge einer anderen Erkrankung auf. Im Vergleich zu den primären Vaskulitiden sind sie aber viel seltener.

Sekundäre Vaskulitiden kommen vor bei:
▌ rheumatoider Arthritis,
▌ Kollagenosen (= entzündliche Bindegewebeerkrankungen, wie Sjögren-Syndrom, systemischer Lupus erythematodes),
▌ Infektionen (HIV-Infektion, Hepatitis-C- und -B-Infektionen),
▌ Medikamenteneinnahme,
▌ Tumoren und Kryoglobulinämie,
▌ chronisch-entzündlichen Darmerkrankungen.

▌ Sekundäre Vaskulitiden bei entzündlich-rheumatischen Systemerkrankungen

Am häufigsten treten sekundäre Vaskulitiden bei rheumatischen Krankheiten auf. Der „klassische Vertreter" dafür ist die rheumatoide Arthritis (RA), die häufigste chronisch-entzündliche Gelenkerkrankung. Die rheumatoide Arthritis kommt bei ca. 1% der erwachsenen Bevölkerung vor. Wie häufig allerdings eine *rheumatoide Vaskulitis (RV)* vorkommt, ist nicht genau bekannt, wahrschein-

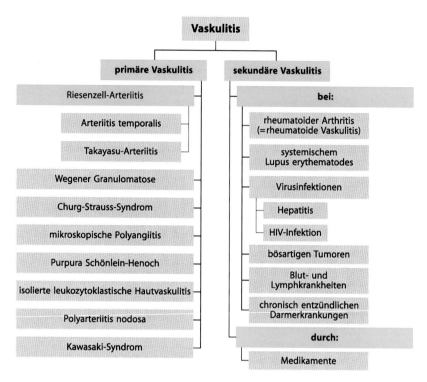

Abb. 1. Systematische Einteilung der Vaskulitiden

lich aber nur bei ca. 5% der RA-Patienten. Meist besteht zum Zeitpunkt der RV der Gelenkrheumatismus schon viele Jahre, mit Einbezug vieler Gelenke, meist ist auch der Rheumafaktorspiegel im Blut sehr hoch – ein Auto-Antikörper, den über 80% der Patienten mit rheumatoider Arthritis haben. Die RV kann jedoch auch in der Frühphase der RA als Erstmanifestation vorkommen (auch ohne Nachweis des Rheumafaktors, aber das ist selten). Häufig bilden diese Patienten auch Rheumaknoten unter der Haut aus. Erstes Zeichen einer hinzutretenden (rheumatoiden) Vaskulitis sind zunächst uncharakteristische, grippeähnliche Allgemeinsymptome. Die Patienten fühlen sich sehr krank, schlapp, haben oft erhöhte Temperaturen und nehmen an Gewicht ab. Die Entzündungszeichen im Blut sind stark erhöht, obwohl vielleicht die Gelenkschmerzen und -schwellungen eher gering ausgeprägt sind.

Die Symptome einer rheumatoiden Vaskulitis sind ähnlich vielfältig wie bei anderen Vaskulitisformen. Besonders häufig tritt die Vaskulitis an den Fingern oder Zehen auf. Es können sich punktförmige schwarze Stellen um den Fingernagel herum oder an den Fingerspritzen als Zeichen einer Vaskulitis der kleinsten Kapillaren (Haarnadelgefäße) bilden. Es können sich aber auch große, offene Stellen (Ulzera) bilden, meist an den Beinen, die schlecht heilen und gelegentlich als „offene Beine" bei Krampfadern fehlgedeutet werden. Wenn größere Blutgefäße der Extremitäten betroffen sind, kann es zu einem ausgeprägten Gewebeuntergang (Nekrosen) an den Fingern oder Zehen kommen (Abb. 2). Hier sind die Gefäße der Finger oder Zehen entzündlich verschlossen, die zunächst ungewöhnlich stark schmerzen, sich dann aufgrund der mangelhaften Durchblutung zunächst weiß verfärben und später blau oder schwarz werden. Diese Veränderungen werden nicht selten mit dem sog. „Raucherbein" oder Durchblutungsstörunen bei Arteriosklerose verwechselt.

Neben der Haut ist häufig das periphere Nervensystem betroffen, hier v. a. an den Beinen, verbunden mit sehr unangenehmen Missempfindungen, wie Kribbeln, Brennen und Ameisenlaufen (= Polyneuropathie). Dabei sind die Blutgefäße, die die Nerven versorgen, entzündet.

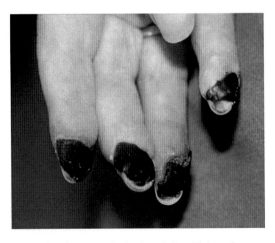

Abb. 2. Sekundäre (rheumatoide) Vaskulitis bei einer Patientin mit langjähriger rheumatoider Arthritis mit Verschluss mehrerer Fingerarterien

Weitere Zeichen der rheumatoiden Vaskulitis können im Bereich der Lunge als Lungen- oder Rippenfellentzündung (Pleuritis) auftreten oder am Herzen als Herzbeutelerguss (Perikarditis) oder als Entzündung der Herzkranzgefäße. Die RV kann sich in Form einer Muskelentzündung (Myositis) äußern. Hierbei kommt es zur Erhöhung der Muskelenzymwerte (CK) im Blut.

Sekundäre Vaskulitiden können auch bei anderen entzündlich-rheumatischen Krankheiten auftreten, v. a. bei den Kollagenosen (= rheumatische Bindegewebeentzündungen), wie primärem Sjögren-Syndrom, systemischem Lupus erythematodes oder Myositis, Dermatomyositis und sehr selten auch bei Sklerodermie. Hierbei kommt es zu roten Augen (Episkleritis), Hautrötungen bzw. -ausschlägen (Hautvaskulitis), Durchfällen (Vaskulitis im Magen-Darm-Trakt) und Missempfindungen an den Fingern und Zehen (Polyneuropathie).

∎ Sekundäre Vaskulitis bei Infektionskrankheiten

Eine Vielzahl von Infektionskrankheiten, besonders durch Viren ausgelöste, können zu einer sekundären Vaskulitis führen. An erster Stelle steht hier die Virus-Hepatitis (durch Viren ausgelöste Leberentzündung). Insbesondere sind es die Hepatitis-Viren der Typen B und C, die zu einer Vaskulitis führen können, wobei die Lebererkrankung selbst dem Patienten oft gar nicht bekannt ist. Dabei wird die Vaskulitis durch sog. „Kryoglobuline" (Kälte-Eiweiße) ausgelöst (s. Kap. 2). Dies sind krankhafte Eiweißkomplexe, die das Hepatitis-Virus umschließen können. Die Besonderheit dieser Eiweißkomplexe ist, dass sie sich im Blut bei absinkender Temperatur nicht mehr lösen, sondern ausflocken und sich in den Blutgefäße ablagern können und schließlich zu einer Vaskulitis führen.

Auch das HIV-Virus - Auslöser der Immunschwäche AIDS - kann zu einer Vaskulitis führen. Darüber hinaus sind es noch eine Vielzahl anderer Erreger - wie Bakterien (Streptokokken, Borrellien), Pilze (Aspergillose) und seltener Würmer -, die eine sekundäre Vaskulitis auslösen können. Wurminfektionen können auch ein Churg-Strauss-Syndrom vortäuschen, da hierbei die allergieanzei-

genden Eosinophilen (Unterart der weißen Blutkörperchen) ebenfalls stark erhöht nachweisbar sind.

Eine Vaskulitis im Rahmen einer Infektionskrankheit erfordert
natürlich eine ganz andere Behandlung als primäre Vaskulitiden.
Soweit es möglich ist, wird man versuchen, den auslösenden Erreger zu eliminieren und damit auch die Vaskulitis ausheilen. Da vi-
rusausgelöste Vaskulitiden in ihrem Erscheinungsbild primären
Vaskulitiden oft täuschend ähnlich sind und sich gelegentlich sogar
ein Auto-Antikörper (ANCA) im Blut nachweisen lässt, gehört heute bei jeder Vaskulitis eine intensive Suche nach möglicherweise
auslösenden Viren oder Bakterien zum Standard.

▌ Sekundäre Vaskulitis durch Medikamente

Für eine Vielzahl von Medikamenten wurde beschrieben, dass sie
eine Vaskulitis auslösen können. Dazu gehören Antibiotika, Medikamente gegen Tuberkulose sowie Medikamente gegen erhöhten
Blutdruck, Psychopharmaka und sogar Rheumamedikamente. Eine
besondere Rolle scheinen Medikamente gegen die Schilddrüsenüberfunktion (= Thyreostatika) zu spielen, da diese bei Auslösen einer Vaskulitis auch mit einem ANCA-Nachweis (meist pANCA/
MPO-ANCA, s. Kap. „Labor") einhergehen und die Symptome somit mit einer primären Vaskulitis verwechselt werden können. Ein
erst kürzlich bekannt gewordener Auslöser einer Vaskulitis sind
neue Asthmamedikamenten, sog. Leukotrien-Antagonisten. Die im
Handel unter „Montelukast" und „Zafirlukast" erhältlichen Medikamente hemmen bestimmte entzündungsfördernde Botenstoffe, die
beim Asthma eine besondere Rolle spielen. Sie sind beim Asthma
ausgezeichnet wirksam und können eine erhebliche Einsparung
von Kortison bei diesen Patienten ermöglichen. Bei wenigen Patienten ist es jedoch unter Einnahme dieser Medikamente zum Auftreten eines Churg-Strauss-Syndroms gekommen (s. Kap. 2), einer
Vaskulitisform, die in aller Regel mit Asthma einhergeht.

Da bei diesen Vaskulitiden die einfachste Form der Behandlung
im Weglassen der auslösenden Medikamente besteht, wird der Arzt
sehr gründlich nach sämtlichen eingenommenen Medikamenten
fragen.

▌ Sekundäre Vaskulitiden bei Tumorerkrankungen

Ebenso können Tumorerkrankungen zu einer sekundären Vaskulitis führen, einschließlich bösartiger Blut- und Lympherkrankungen. Das Tumorleiden selbst kann bei Auftreten der Vaskulitis durchaus noch im Verborgenen liegen. Deshalb sind oft bei jedem neuerkrankten Vaskulitispatienten eine Reihe von Untersuchungen „fernab von der Vaskulitis" nötig, z. B. eine Knochenmarkpunktion, Magen- und Darmspiegelungen sowie Untersuchungen beim Gynäkologen oder Urologen. Dies ist wichtig, denn mit der Behandlung des Tumors ergibt sich die Chance einer ursächlichen Behandlung der Vaskulitis.

> Manchmal können Medikamente eine Vaskulitis auslösen. ALSO: alle eingenommenen Medikamente angeben!

4 Die richtige Diagnose: Warum so viele Untersuchungen?

Der Internist

EVA REINHOLD-KELLER

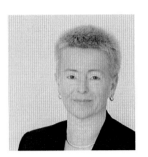

Neben dem Hausarzt ist es oft der Internist, bei dem sich ein Vaskulitis-Patient zuerst vorstellt. Häufig sind es zunächst ganz unbestimmte Beschwerden, die den Patienten zum Arzt führen, z.B. unerklärliche Gewichtsabnahme, Mattigkeit, Krankheitsgefühl oder auch rheumatische Beschwerden: Schmerzen in den Gelenken, die von einem zum anderen Tag wechseln, muskelkaterähnliche Beschwerden. Nur ausnahmsweise treten Schwellungen der Gelenke auf. Mit diesen Klagen wird jeder Arzt sehr häufig in seinem Alltag konfrontiert, weil sie bei einer Vielzahl ganz verschiedener Krankheiten vorkomen.

▌ Die Vaskulitis beginnt selten „aus heiterem Himmel"

Der Internist wird, nachdem der Patient seine Beschwerden geschildert hat, weitere Fragen stellen, die *Anamnese* erheben. Er wird versuchen, wie ein Detektiv einen vielleicht schon gedanklich getroffenen Anfangsverdacht durch zusätzliche Fragen weiter zu vertiefen. Wenn ihm der Gedanke an eine Vaskulitis kommt, muss er mit seinen Fragen auch in die Vergangenheit des Patienten zurückgehen und nach früheren Symptomen fragen, die vielleicht auf den Beginn der Vaskulitis hindeuten könnten. Er wird „Organ für Organ abklopfen". Häufige Fragen sind: Augenrötungen, Sehstörungen, Probleme im Hals-Nasen-Ohren-Bereich wie blutig-borkiger

Schnupfen, Bluthusten, blutiger Urin, Hautveränderungen, Kribbeln in Händen oder Füßen (s. auch Kap. 1).

Natürlich können all diese Symptome vielerlei Gründe haben, häufig sind sie auch nicht durch eine Vaskulitis ausgelöst. Hier kommt es auf die Geduld des Arztes (und der Patienten) an, aus diesen vielfältigsten Beschwerden, ähnlich einem Puzzle, auch aus momentan unwichtig erscheinenden, früheren Beschwerden ein komplettes Bild herzustellen. Aus vielen persönlichen Patientenberichten wissen wir, dass die Vaskulitis fast nie plötzlich, aus „heiterem Himmel", auftritt. Meist bestehen einzelne oder mehrere, zunächst harmlos erscheinende oben genannten Beschwerden über Wochen, Monate, manchmal auch Jahre, ohne dass diese als Vaskulitis erkannt werden. Ein häufiger Grund dafür ist die Annahme vieler Ärzte, dass diese Krankheitsbilder extrem selten wären und immer akut mit Beteiligung vieler Organe auftreten müssten. Das ist aber nicht der Fall, zumindest nicht am Beginn der Vaskulitis. Meist kommt der Gedanke an eine Vaskulitis erst dann, wenn wirklich lebenswichtige Organ beteiligt sind bzw. ein lebensgefährlicher Zustand eingetreten ist.

▌ Woran muss der Internist noch denken?

Auch wenn dem Arzt nach diesem ausführlichen Gespräch bereits der Gedanke an eine Vaskulitis gekommen ist, muss er diesen Anfangsverdacht weiter „einkreisen". Neben der gründlichen *körperlichen Untersuchung*, sind dazu weitere Untersuchungen nötig. Der nächste Schritt ist eine *Blut- und Urinuntersuchung* (s. Kap. „Labor"). Auch wenn diese Werte eine Entzündung im Körper anzeigen oder auch *Autoantikörper* nachweisbar sind, ist die Diagnose „Vaskulitis" damit längst noch nicht bewiesen. Viele andere Krankheiten verursachen Symptome, die einer Vaskulitis durchaus sehr ähnlich sein können, z.B. ein Tumorleiden oder eine Infektionskrankheit (s. Kap. 3). Der Internist wird deshalb alle inneren Organe, einschließlich deren Blutgefäße, gründlich untersuchen, z.B. mittels Ultraschall die Bauchorgane, das Herz oder die großen Blutgefäße. Er wird aber sehr bald auf die *Mithilfe anderer Fachärzte* angewiesen sein, die jeweils in ihrem Spezialgebiet nach Zeichen einer Vaskulitis suchen, um die spätere Behandlung „maßzuschneidern". Gleichzeitig wird auch nach einer geeigneten Region, aus der möglichst gefahrlos eine *Gewebeprobe* zum Beweis der Vaskulitis entnommen werden kann, gesucht (s. folgende Kapitel).

▌ Der Internist als Regisseur

Auch wenn zur „Rundumbetreuung" eines Vaskulitis-Patienten ein festes Team verschiedener Fachärzte auf Dauer nötig ist, bleibt der Internist immer der Regisseur, der die Vielzahl der einzelnen Untersuchungsergebnisse zur endgültigen Diagnose zusammenfügt und die maßgeschneiderte Therapie einleitet und überwacht (s. Kap. 5 und 6). Ihm obliegt es, den *Patienten zu „betreuen"*! Dazu gehört sehr viel mehr als die einzelnen medizinische Untersuchungen anzuordnen und auszuwerten. Der Internist bleibt auf Dauer der zentrale Ansprechpartner für den Patienten. Dazu gehört die Aufklärung über die Natur der Krankheit, die eingeschlagene Behandlung und deren Gefahren bzw. deren Überwachung. Er wird schon vom Krankenhaus aus den Kontakt zum Hausarzt herstellen und ihn über Krankheit und Behandlung informieren. Durch eine entsprechende Patientenschulung wird er aber auch dem Patienten einen Teil der Verantwortung übertragen (z.B. selbstständige Urinuntersuchungen, frühzeitiges Erkennen von erneuten Krankheitszeichen, rechtzeitiges Aufsuchen des Arztes, Führen eines Therapiepasses, s. Kap. 12). Er wird ihm aber auch Hilfen außerhalb der Medizin anbieten – z.B. die Einbindung in eine Selbsthilfegruppe, Beratung in beruflichen und sozialen Fragen, Ernährungsberatung – und ihm auch psychologische Hilfen geben (s. Kap. 8–13).

▌ **Warnsignale**, den Internisten aufzusuchen: grippeähnliche Symptome, ohne erkältet zu sein, Nachtschweiß, unerklärliche Gewichtszu- oder -abnahme, neu aufgetretene rheumatische Beschwerden, veränderte Farbe des Urins, „rotes Auge" und bei allen Beschwerden, die Sie vom Krankheitsbeginn kennen.

Der Augenarzt

Bernhard Nölle

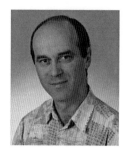

▌ Wie häufig ist eine Augenbeteiligung bei Vaskulitiden?

Augensymptome	Krankheitsbilder								
	WG	**CSS**	**PAN**	**MPA**	**PMR**	**SLE**	**Behçet**	**RA**	**Sjö**
▌ Sicca-Syndrom	++	++	++	++	++	+++	++	+++	++++
▌ Tränenwegs-verschluss	+	+	–	–	–	–	–	–	–
▌ Bindehaut-entzündung	++	++	+	+	+	++	+++	+++	+++
▌ Lederhaut-entzündung	++	++	+	+	–	+	+	+++	+
▌ Hornhaut-entzündung	+++	+	–	+	–	–	–	+++	+
▌ Linsentrübung	++*	++*	++*	++*	++	+	+++	+++*	+*
▌ Uveitis	–	–	+	+	–	+	+++	++	–
▌ Retinitis	+	+	++	+	–	++	+++	+	–
▌ Sehnerv-entzündung	+	+	+	+	+	+	++	–	–
▌ Orbitagranulom	++	–	–	–	–	–	–	–	–

– nie/extrem selten; + selten; ++ häufig; +++ sehr oft; ++++ fast immer; * oft kortisoninduziert

WG Wegener-Granulomatose; *CSS* Churg-Strauss-Syndrom; *PAN* Polyarteriitis nodosa; *MPA* mikroskopische Polyangiitis; *PMR* Polymyalgia rheumatica; *SLE* systemischer Lupus erythematodes; *Behçet* Behçet-Vaskulitis; *RA* rheumatoide Arthritis; *Sjö* Sjögren-Syndrom

▮ Augenbeteiligung bei Vaskulitiden und Komplikationen

Sicca-Syndrom = das trockene Auge. Die häufigsten Klagen sind Schmerzen, Brennen, Gefühl des Reibens und „Sand im Auge". Ein Mangel an den Tränenfilmbestandteilen Wasser, Fette und/oder Muzin kann ein trockenes Auge bedingen. Meistens fehlen alle Bestandteile. Mitunter werden aber Tränen im Überschuss produziert, und das Auge wirkt keineswegs trocken. Wenn trotz großer Mengen an Tränenflüssigkeit keine ausreichende Haftung des Tränenfilms bzw. Benetzung der Hornhaut erreicht wird, liegt ein trockenes Auge vor.

Verschluss der Tränenwege. Einen Verschluss der abführenden Tränenwege vom Auge in die Nase kann durch Entzündungen (Bakterien, Pilze, Parasiten, Granulome), Vernarbungen oder Verletzungen entstehen. Dies kann schmerzhaft sein und verursacht tränende Augen. Eine operative Schienung der Tränenwege ist möglich.

Konjunktivits = Bindehautentzündung. Eine vermehrte Durchblutung der Bindehaut führt zur sichtbaren Rötung des sonst weißen Augapfels. Bindehautgefäße sind auf ihrer Unterlage, der Lederhaut, verschiebbar. Ursachen für eine Bindehautentzündung sind: ein Sicca-Syndrom (s. oben), Entzündungen durch Bakterien, Viren, Pilze und Parasiten, eine Gefäßentzündung (= Vaskulitis) und Allergien. Blutabflussstörungen, Medikamenteneinwirkungen oder ein akuter grüner Star (akuter Glaukomanfall) können ebenso ursächlich sein. Die Bindehautentzündung kann mit Schmerzen, Fremdkörpergefühl und vermehrtem Tränenfluss einhergehen.

Episkleritis/Skleritis = Entzündung der Lederhaut. Das nicht verschiebbare, direkt der Lederhaut aufliegende Gefäßnetz kann sich isoliert entzünden. Die Entzündung kann diffus, sektorförmig oder knötchenförmig sein. Eine *Episkleritis* (das „rote Auge"; Abb. 1a) kommt recht oft bei einer systemischen Vaskulitis vor. In manchen Fällen ist eine Episkleritis überhaupt der erste Hinweis auf eine Vaskulitis. In der Regel ist die *Episkleritis* schmerzlos. Die *Skleritis* (Lederhautentzündung; Abb. 1b) unterscheidet sich durch Schmerzen

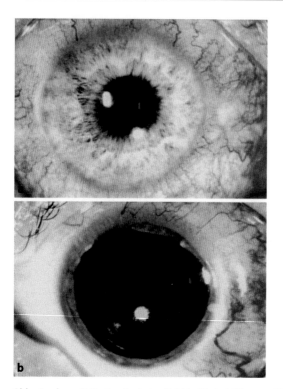

Abb. 1 a, b. a Patient mit akuter Episkleritis bei Wegener-Granulomatose. Die Bindehautgefäße, die sog. episkleralen Gefäße und das Randschlingennetz der Hornhaut sind vermehrt durchblutet („rotes Auge"). **b** Patient mit chronischer vorderer Skleritis und Randkeratitis. Eine weißliche Narbenbildung am Hornhautrand der oberen Hälfte und eine vermehrte Episkleralvenenfüllung sind auffällig. Nebenbefundlich zu erwähnen ist die weite Pupille (Mydriasis)

von einer Episkleritis. Eine Skleritis des vorderen Auges ist sichtbar. Dagegen ist die hintere Skleritis nur durch den Augenarzt feststellbar.

Keratitis = Entzündung der Hornhaut. Die Hornhaut kann bei einem „trockenen Auge" (Sicca-Syndrom) schlecht benetzt sein. Dies kann zu Schmerzen und zu einer Sehverschlechterung, in ausgeprägten Fällen auch zu Entzündungen oder Geschwüren führen. Die Hornhaut kann bei der Wegener-Granulomatose im Randbereich Trübungen zeigen (Randkeratitis), diese Veränderung kommt auch unabhängig von der Vaskulitis vor. Ernährungsstörungen der Hornhaut treten manchmal bei der rheumatoiden Arthritis auf (trophisches Hornhautulkus).

Kataract = Linsentrübung = grauer Star. Im Laufe des Lebens kommt es bei jedem Menschen zu einer allmählichen Trübung der bei der Geburt noch klaren Augenlinse. Man spricht vom grauen Altersstar, der ab dem 60. Lebensjahr oft alleiniger Grund für eine Sehverschlechterung ist. Eine erhöhte Blendempfindlichkeit, Mehrfachbilder mit einem Auge und eine bereits mit bloßem Auge erkennbare Trübung können Zeichen eines grauen Stars sein. Bei Entzündungen des inneren Auges kann dieser natürliche Trübungsprozess sehr viel früher und schneller ablaufen. Die Anwendung von kortisonhaltigen Medikamenten über längere Zeit kann eine bestimmte Form der Linsentrübung (subkapsuläre hintere Trübung) hervorrufen. Die operative Entfernung der getrübten Linse und der Ersatz mit einer Kunststofflinse sind zwischenzeitlich weltweit Routineeingriffe.

Uveitis = Entzündung der Gefäßhäute. Die Uvea ist die Gefäßschicht des Auges. Zu ihr gehören die Regenbogenhaut (Iris), der Strahlenkörper (Ziliarkörper) und die Aderhaut (Choroidea). Entzündungen dieser Strukturen gehen mit einer erhöhten Blendempfindlichkeit, Schmerzen und einer Sehverschlechterung einher. Diese Strukturen sind selten bei einer systemischen Vaskulitis mitentzündet. Eine Entzündung der Regenbogenhaut (*Iritis*) verursacht unbehandelt oft eine Verklebung der Iris mit der Linse. Dann ist oft die Pupille nicht mehr rund, sondern verzogen und verengt sich bei Lichteinfall nicht mehr. Die Entzündung des Strahlenkörpers kann Glaskörpertrübungen verursachen, häufig ist dabei der Augeninnendruck erniedrigt. Eine Aderhautentzündung ist oft kombiniert mit einer Netzhautentzündung. Derartige Entzündungen sind bei primären Vaskulitiden selten. Häufig wird eine Chorioretinitis (Aderhaut-Netzhaut-Entzündung) bei der Behçet-Vaskulitis beobachtet, einer v. a. in Mittelmeerländern vorkommenden Vaskulitisform.

Retinitis = Entzündung der Netzhaut. Eine Entzündung der Netzhaut kann oft unbemerkt ablaufen. Erst wenn das Sehzentrum (die Netzhautmitte, der gelbe Fleck = Makula) betroffen ist, kann es zu erheblichen Sehstörungen, v.a. beim Nahsehen, kommen. Ein Netzhautödem, eine Blutung oder Gefäßwandveränderungen der Netzhautgefäße kann man mit Lupenvergrößerung sehen. Die direkte Beurteilung von Gefäßen hat einen hohen Wert bei der Diagnostik der Vaskulitis, da hier wichtige Blutgefäße direkt sichtbar sind.

Sehnerv. Der Sehnerv leitet alle im Auge eingehenden Informationen zum Gehirn. Er wird durch eigene kleine Gefäße mit Blut versorgt. Diese Gefäße können sich im Rahmen einer systemischen Vaskulitis entzünden, was dann zu Sehstörungen führt. Selten treten isolierte Entzündungen des Sehnervs auf. Entzündliche Raumforderungen in der Umgebung des Augapfels können den Sehnervs durch Druck von außen schädigen (z.B. Orbitagranulome bei der Wegener-Granulomatose).

Orbitagranulom. Typisch dafür ist ein Hervortreten des Augapfels aus der Augenhöhle (Protrusio bulbi). Entzündliche Raumforderungen in der knöchernen Augenhöhle (Orbita) um den Augapfel herum entstehen aus Entzündungen der Nasennebenhöhle, die in die Augenhöhle wandern. Dies tritt v.a. bei der Wegener-Granulomatose auf (ca. 5–10% aller Patienten). Ähnliche Veränderungen können bei einer Schilddrüsenüberfunktion (endokrine Orbitopathie, Basedow-Erkrankung) oder einem Tumor vorkommen. Die Patienten bemerken bei einem Orbitagranulom v.a. Bewegungseinschränkungen der Augen und störende Doppelbilder bis hin zu bleibenden Sehnervenschädigungen.

Verschiedenes

▌ *Myositis:* eine Entzündung der Augenmuskeln, die sich durch Augenschmerzen, Bewegungseinschränkungen der Augen und Doppelbilder bemerkbar macht.
▌ *Nervenlähmungen* der Nerven, die die Augen versorgen, führen zu Störungen der Tränensekretion, Bewegungseinschränkungen des Augapfels, Störungen der Augenlidfunktion (Öffnen und Schließen) und möglicherweise Doppelbildern.
▌ *Glaukom:* Ein länger bestehender erhöhter Augeninnendruck führt zu Gesichtsfeldeinschränkungen, und zwar durch Druck auf den Sehnerv.

▍ Untersuchungsmethoden

Die *augenärztliche Untersuchung* beginnt mit einer *Befragung* zur Vorgeschichte aus dem Blickwinkel des Augenarztes. Die *Sehschärfe* der Augen wird unkorrigiert bzw. wenn vorhanden mit Brillengläsern korrigiert bestimmt. Die *Beweglichkeit der Augäpfel* in verschiedenen Blickrichtungen wird überprüft, der Patient wird dabei nach dem Auftreten von Doppelbildern gefragt. Die Bestimmung des Hornhautscheitels mit einem speziellen Lineal (Hertel-Exophthalmometrie) zeigt das Hervortreten eines oder beider Augäpfel an (Exophthalmus). Das vordere Auge wird anschließend mit einem *Mikroskop* (Lichtspaltlampe) vergrößert betrachtet. Es werden die Lider, die Bindehaut, die Lederhaut, die Hornhaut, die Augenvorderkammer, die Regenbogenhaut und die Linse beurteilt. Danach wird ein Tropfen eines örtlich wirkenden Betäubungsmittels in das Auge geträufelt, was die Augenoberfläche schmerzunempfindlich macht. Anschließend kann der *Augeninnendruck* gemessen werden. Es schließt sich eine *Gesichtsfeldbestimmung* an. Denn auch bei einer guten Sehschärfe kann eine unbemerkte Einschränkung des Gesichtsfelds Hinweise auf eine Störung im Bereich der Netzhaut, des Sehnervs oder des Gehirnes geben. Im Extremfall hat der Patient nur noch ein röhrenförmiges Gesichtsfeld, welches im Alltag eine große Gefahr darstellt, z. B. beim Autofahren. Danach wird ein weiteres Medikament getropft, um die Pupille zu erweitern, sodass es möglich wird, die *Blutgefäße des Augenhintergrunds* (Netzhaut) mit Lupenvergrößerung zu betrachten.

Zusätzliche Untersuchungsmöglichkeiten sind eine *Ultraschalluntersuchung der Augenhöhle*, eine *Gefäßdarstellung mit einem Farbstoff* (Fluoreszenzangiographie) sowie die Bestimmung des *Farbensehens* und der *Sehnervenleitgeschwindigkeit* (visuell evozierte Potenziale) oder der Erregbarkeit der Netzhaut durch Lichtreize (Elektroretinographie).

Unangenehm ist bei den meisten Untersuchungen der starke Lichteinfall. Eventuelle Schmerzen bei Untersuchungen werden wirksam durch örtliche Betäubungsmittel vermieden. Allenfalls diese Tropfen können dann für wenige Sekunden brennen.

∎ Therapie

Lokaltherapie. Das Auge lässt sich wirksam mit Augentropfen oder Augensalben behandeln. Es stehen verschiedene Substanzen zur Verfügung: Tränenersatzstoffe, Medikamente gegen Bakterien, Viren oder Pilzen oder andere antientzündliche Augentropfen.

Bei entzündungshemmenden Kortisontropfen sollte immer beachtet werden, dass ein zu schnelles Absetzen nach einem Intervall von Tagen bis Wochen zu einem erneuten Entzündungsschub führen kann. Als Faustregel sollten die Tropfen jede Woche um einen Tropfen täglich reduziert werden (z.B. Beginn mit 5-mal täglich, nach einer Woche 4-mal täglich, nach einer weiteren Woche 3-mal täglich, usw.). Kortison kann den Augeninnendruck bei wenigen empfindlichen Patienten nach einigen Wochen erhöhen. Eine mehrmonatige Behandlung kann die Entwicklung einer besonderen Form des grauen Stars (Cataracta complicata) hervorrufen.

Allgemeintherapie aus augenärztlicher Sicht. Kortison kann den Augeninnendruck erhöhen und eine Linsentrübung hervorrufen.

Immunsuppressiva wie Cyclophosphamid (Endoxan), Methotrexat, Azathioprin, Leflunomid, Mykophenol-Mofetil und Cyclosporin A hemmen die Immunabwehr. Es kann aufgrund dieser Abwehrschwäche in Einzelfällen zu Infektionen des Auges kommen. Diese Entzündungen können sich unter Umständen schnell ausbilden. Sie müssen rasch erkannt und behandelt werden. Deshalb muss jede Sehverschlechterung bei Vaskulitis-Patienten sehr ernst genommen werden, sie kann einerseits durch die Vaskulitis selbst hervorgerufen werden, andererseits auch Nebenwirkung verschiedener Medikamente sein.

Der Hals-Nasen-Ohren-Arzt (HNO-Arzt)

Stefan Gottschlich und Petra Ambrosch

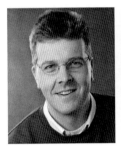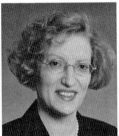

Vaskulitiden manifestieren sich im HNO-Trakt in erster Linie beim Morbus Wegener und dem Churg-Strauss-Syndrom, deshalb soll von HNO-ärztlicher Seite besonders auf diese beiden Formen eingegangen werden.

▌ Morbus Wegener

Einleitung. Der Morbus Wegener ist die Vaskulitisform mit den häufigsten und vielfältigsten Symptomen im Hals-Nasen-Ohren-Gebiet. In über 90% der Fälle können Patienten mit einem M. Wegener Symptome im Kopf-Hals-Bereich entwickeln. Aus diesem Grund gehören die regelmäßigen Besuche beim Hals-Nasen-Ohren-Arzt zum Nachsorge- und Kontrollprogramm bei jedem Patienten, der an einem M. Wegener erkrankt ist. Die häufigsten anatomischen Lokalisationen mit einer Aktivität des M. Wegener sind die Nase bzw. die Nasennebenhöhlen, die Ohren und der Kehlkopf. Seltener kann es zu Veränderungen im Bereich der Schleimhäute der Mundhöhle und des Rachens sowie zur Beteiligung der Speicheldrüsen kommen. Die Probleme im Fachgebiet des HNO-Arztes bleiben häufig für lange Zeit die einzigen Symptome des M. Wegener, können aber ebenso mit Lungen- und Nierenproblemen vergesellschaftet sein.

Nase, Nasennebenhöhlen. Die Symptome des M. Wegener sind zu Beginn der Erkrankung häufig wenig charakteristisch. Die Patienten klagen meistens nur über eine verstopfte Nase, die verkrustet und verborkt ist. Es kann immer wieder zu Nasenbluten und blutigem Nasensekret kommen. Diesen Beschwerden wird häufig über lange Zeit keine besondere Bedeutung beigemessen. Darüber hinaus kann es zu akuten Entzündungen der Nasennebenhöhlen mit eitrigem Ausfluss aus der Nase kommen. Auch der Abfluss der Tränenflüssigkeit mag durch eine Mitbeteiligung der Tränenwege gestört sein, sodass sich hieraus ein Tränenlaufen über die Wange ergibt. Diese wenig typischen Beschwerden können dazu führen, dass die Diagnose M. Wegener über einen langen Zeitraum nicht gestellt wird. Bei Fortschreiten der Erkrankung kann eine anhaltende Krankheitsaktivität in der Nase zum Absterben des Knorpels und einem Loch in der Nasenscheidewand führen. Bei fortbestehender Krankheitsaktivität kommt es zu dem typischen Bild einer sog. „Sattelnase", die sich bei vielen Wegener-Patienten herausbildet (Abb. 1).

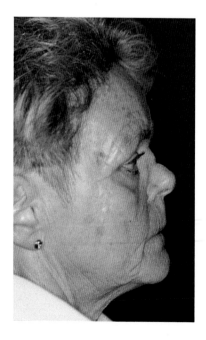

Abb. 1. „Sattelnase" bei M. Wegener

Ohr. Bei 20–70% der Patienten stellen die Ohren eine weitere häufige Krankheitslokalisation beim M. Wegener dar. In seltenen Fällen kann es zu krankhaften Veränderungen des äußeren Ohres, d. h. der Ohrmuschel und des Gehörgangs, kommen. Eine Beteiligung des Mittelohrs oder des Innenohrs ist wesentlich häufiger. Eine Mitbeteiligung des Mittelohrs zeigt sich zum einen in einer Flüssigkeitsansammlung im Mittelohr, dem sog. Paukenerguss, und zum zweiten in Form einer chronischen Mittelohrentzündung. Bei der chronischen Mittelohrentzündung handelt es sich um ein Loch im Trommelfell, das eine Verbindung zwischen dem äußeren Gehörgang und dem Mittelohr schafft. Diese Veränderungen des Mittelohrs führen zur leichten bis mäßigen Mittelohrschwerhörigkeit. Im Rahmen der chronischen Mittelohrentzündung wird häufig eitriges Ohrenlaufen beobachtet, das unter einer medikamentösen Therapie des M. Wegener sehr langwierig sein kann. Eine Beteiligung des Innenohrs äußert sich in einer Hörminderung, die im Extremfall bis zur Ertaubung gehen kann. Diese Hörminderungen können ganz akut, aber auch langsam fortschreitend auftreten. Schwindel mit Übelkeit und Erbrechen ist ein äußerst seltenes Symptom. Begleitet werden kann die Schwerhörigkeit, sowohl bei Mittel- als auch bei Innenohrbeteiligung, von Ohrgeräuschen, dem sog. Tinnitus.

Kehlkopf. Eine Beteiligung des Kehlkopfes im Rahmen des M. Wegener findet sich bei 15–30% der Patienten. Die Krankheitsaktivität findet sich in typischer Weise unterhalb der Stimmlippen. Diese engste Stelle des oberen Luftwegs wird durch die Krankheit weiter eingeengt, was zu ausgeprägter Atemnot und Heiserkeit führen kann. Nach erfolgreicher medikamentöser Behandlung des M. Wegener kann, je nach Stärke der vorbestandenen Krankheitsaktivität, eine narbige Verengung zurückbleiben, die operativ beseitigt werden kann.

Komplikationen. Im Rahmen akuter Entzündungen der Nasennebenhöhlen oder durch eine Aktivität des M. Wegener im Bereich der Nasennebenhöhlen kann es zu einer Mitbeteiligung der Augenhöhle kommen, mit Schädigung der Augenmuskelnerven und des Sehnervs. Durch den M. Wegener kann es auch zu einer Zerstörung des Knochens zwischen den Nasennebenhöhlen und dem Gehirn kommen, sodass sich hieraus ein erhöhtes Risiko einer

Hirnhautentzündung ergibt. Diese Gefahr besteht auch bei einer Aktivität des M. Wegener im Bereich des Mittelohrs oder des Warzenfortsatzes (hinter dem Ohr tastbarer Knochenhöcker). Darüber hinaus können Entzündungen oder die Aktivität des M. Wegener selbst zu Lähmungen des Gesichtsnervs führen. Eine starke Aktivitätszunahme im Bereich des Kehlkopfes kann in kurzer Zeit zu so starker Luftnot führen, dass ein Luftröhrenschnitt notwendig wird.

Untersuchungen. Die regelmäßigen Untersuchungen beim HNO-Arzt sind von großer Bedeutung, da hier die Krankheitsaktivität des M. Wegener durch den HNO-Arzt mitbeurteilt und so dem behandelnden Internisten eine Hilfestellung für die medikamentöse Therapie gegeben werden kann. Die Untersuchung schließt die Betrachtung der Nasenhaupthöhlen, des Nasenrachens, der Ohren, des Kehlkopfes, des Rachens sowie der Mundhöhle ein. Diese Untersuchungen sind auch sinnvoll, um über eine Gewebeprobeentnahme aus auffällig veränderten Schleimhautbereichen die Diagnose eines M. Wegener zu sichern. Die Probeentnahme im HNO-Bereich, die unangenehm sein kann, ist weniger risikoreich als zum Beispiel Probeentnahmen aus der Niere. Darüber hinaus wird üblicherweise ein Riechtest durchgeführt und die Luftdurchlässigkeit der Nase geprüft. Die weitere Diagnostik der Ohren beinhaltet einen Hörtest und eine Beweglichkeitsprüfung der Trommelfelle.

Behandlung. Der M. Wegener wird immer medikamentös durch den Internisten behandelt. Eine operative Behandlung des M. Wegener ist in der Mehrzahl der Fälle auf die Komplikationen der Erkrankung beschränkt. Im Bereich der Nase und der Nasennebenhöhlen hat sich eine regelmäßige Pflege mit Kochsalzspülungen und weicher Nasensalbe als äußerst erfolgreich erwiesen. Diese Behandlung darf mehrmals täglich durchgeführt werden. Sollte es zu einer Abszedierung (Eiteransammlung) im Bereich der Nasennebenhöhlen, der Augenhöhle und der Tränenwege kommen, ist hier auf jeden Fall ein operatives Vorgehen angezeigt. Bei einem Mittelohrerguss besteht bei vielen Patienten der Wunsch nach einer Hörverbesserung oder der Druck auf dem Ohr wird als unangenehm empfunden. Deshalb bietet sich hier das Einlegen eines Paukenröhrchens in das Trommelfell an, wodurch die Belüftung des Mittelohrs über den Gehörgang ermöglicht wird und sich das Hörvermögen wieder normalisieren kann. Bei Einlage eines Paukenröhrchens bzw. bei einem Loch im Trommelfell muss beim Baden, Duschen und Haarewaschen sehr darauf geachtet werden, dass es nicht zu einem Einlaufen von Wasser in den Gehörgang kommt, da dies lang andauernde, schwierig zu behandelnde Infektionen des Mittelohrs nach sich ziehen kann, die insbesondere bei einer Behandlung mit immunsuppressiven Medikamenten langwierig sein können. Bei Vorliegen einer Einengung unterhalb der Stimmlippen ist es das Ziel, einen Luftröhrenschnitt zu vermeiden. Durch eine Aufdehnung und das lokale Einspritzen von Kortison in Vollnarkose wird dieses Ziel in vielen Fällen erreicht. Auch hier steht an erster Stelle wieder die medikamentöse Therapie.

▮ Churg-Strauss-Syndrom

Einleitung. Ähnlich wie beim M. Wegener kann es beim Churg-Strauss-Syndrom (CSS) zu einer Krankheitsaktivität im Kopf-Hals-Bereich kommen. Die Zahl der Erkrankungssymptome ist aber kleiner als beim M. Wegener. In der überwiegenden Mehrzahl der HNO-Probleme beim CSS handelt es sich um Nasen- und Nasennebenhöhlensymptome. Bei 40–70% der Patienten treten Polypen in der Nase bzw. den Nasennebenhöhlen auf, und 50–80% der Patienten haben chronische Nasen- oder Nasennebenhöhlenentzündungen. Sehr selten wird auch eine Aktivität des CSS im Bereich des Ohres und des Gesichtsnervs beobachtet.

Nase/Nasennebenhöhlen. Die Symptome ähneln sehr stark denen einer chronischen Nasennebenhöhlenentzündung. Die Patienten klagen über ein Druckgefühl im Stirn- und Gesichtsbereich, der Geruchsinn ist eingeschränkt oder fehlt ganz. Es kann zu akuten eitrigen Entzündungen kommen. Die Nasenatmung ist häufig schlecht oder gar nicht möglich, sodass Infekte der oberen Atemwege begünstigt werden.

Untersuchung. Das Untersuchungsprogramm beim CSS entspricht dem oben beim M. Wegener beschriebenen.

Behandlung/Komplikationen. Auch das CSS ist eine Erkrankung, die nicht operativ behandelt wird, sondern deren medikamentöse Therapie in die Hand eines Internisten gehört. Nur seltene Komplikationen, die durch akute entzündliche Erkrankungen in den Nasennebenhöhlen auftreten können, sollten chirurgisch versorgt werden. Bei einem Eiterverhalt in der Stirnhöhle oder den Siebbeinzellen (Teil des Hohlraumsystems des Schädels) kann es zur akuten entzündlichen Mitbeteiligung des Auges kommen oder sich eine Hirnhautentzündung ausbilden, was eine Operation erfordert.

Eine regelmäßige Pflege der Nasenschleimhaut mit Kochsalzlösung verschafft vielen Patienten eine Linderung der Nasenprobleme. In seltenen Ausnahmefällen kann auch bei schlechtem Ansprechen der Polypen auf eine medikamentöse Therapie die Entfernung einzelner Nasenpolypen erwogen werden.

> ▍ Ein Krankheitsrückfall bei Wegener-Granulomatose (Rezidiv) beginnt meist mit einem Wiederauftreten oder einer Zunahme von Beschwerden im HNO-Bereich an. ALSO: Nicht zögern, dann auch eine allgemeine Krankheitskontrolle beim Internisten durchführen zu lassen.

Der Hautarzt

Ulrich Mrowietz

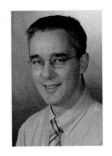

Die überwiegende Zahl der Vaskulitiden kann zu sichtbaren Veränderungen an der Haut führen. Dabei kann die Haut als einziges Organ betroffen sein oder mit anderen Organen zusammen vaskulitische Erscheinungen zeigen. Häufig führt erst der gut sichtbare Befall der Haut zur Diagnose. Besonders an den Beinen und hier wiederum an den Unterschenkeln treten vaskulitische Hautveränderungen bevorzugt auf. Jedoch kann eine Haut-Vaskulitis prinzipiell am gesamten Körper in Erscheinung treten.

▌ Hautmanifestationen von Vaskulitiden

An der Haut sind Veränderungen, die durch eine Vaskulitis hervorgerufen werden, sofort sichtbar. Nicht immer werden sie aber auch als solche erkannt. Auf eine Vaskulitis der Haut weisen folgende Besonderheiten hin:

- punktförmige Rötungen oder sich ausbreitende Rötungen, die nach Druck mit dem Finger nicht verschwinden [Zeichen für einen Blutaustritt („Purpura") in das Hautgewebe];
- mit Blut gefüllte Blasen;
- in der Haut liegende, meist schmerzhafte Knoten, die bläulich durchscheinen können und an Blutergüsse erinnern;
- blauschwarzes, abgestorbenes Hautgewebe, besonders an den Fingern und/oder Zehen;
- selten können auch netzförmige, blauviolette Verfärbungen v. a. an Armen und Beinen auf eine Vaskulitis hinweisen.

Zur Diagnosesicherung sollte unbedingt eine Hautprobe entnommen werden. Dabei ist vom Arzt darauf zu achten, dass die Hautprobe auch Unterhautfettgewebe enthält, damit eine Beurteilung aller Hautschichten möglich ist (einige Vaskulitiden spielen sich nur im Unterhautfettgewebe ab!). Auch sollte die Hautprobe schnell nach Auftreten der Hauterscheinungen entnommen werden. Bei älteren Herden oder wenn beispielsweise schon mit Kortison behandelt worden ist, kann eine sichere Diagnose meist nicht mehr gestellt werden.

Vaskulitis allergica. Am häufigsten findet sich am Hautorgan die Vaskulitis allergica. Hier führen Ablagerungen von Immunkomplexen an der Blutgefäßwand zu einer Komplementaktivierung und in deren Folge zu einer Aktivierung neutrophiler Granulozyten. Dadurch kommt es zur Schädigung der Haargefäße (Kapillaren) und zum Austritt von Blut in das umliegende Hautgewebe.

Bei leichten Formen der Erkrankung kommt es nur zur Entwicklung kleiner, roter Herde. Schwere Formen können zu blutigen Blasen (Abb. 1) und zum Untergang von Gewebe führen. Dann entsteht oft ein länger andauernder Hautdefekt in Form eines Ulkus („offene Stelle").

Bei dieser Form der Vaskulitis sind häufig auch innere Organe – wie die Nieren, der Magen-Darm-Trakt und das Nervensystem – und auch Gelenke befallen.

Die Ursache einer Vaskulitis allergica ist vielfältig und im Einzelfall häufig nicht sicher feststellbar. Neben Infektionen durch Bakte-

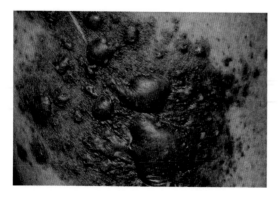

Abb. 1. Blasenbildung bei ausgeprägter Vasculitis allergica

rien und Viren können auch Medikamente und Nahrungsmittel-
bestandteile diese Erkrankung auslösen.

Polyarteriitis nodosa. Die Haut ist bei diesem Krankheitsbild, das
v. a. mittelgroße Arterien erfasst, bei etwa einem Drittel der Patienten betroffen. Es entwickeln sich hauptsächlich an den Unterschenkeln kleine, entzündlich-rote Knötchen und Knoten. Diese können
tief in der Haut liegen und von außen nur zu tasten sein. Bei einem
Teil der Patienten sind Einschmelzungen dieser Knoten möglich,
die dann offene, teilweise tief reichende Ulzera ausbilden können.

Zumeist an den Streckseiten der Beine, seltener auch an den Armen, finden sich auf einer netzförmigen, blauvioletten Verfärbung
entzündliche Knötchen bis Knoten, die im Verlauf der Erkrankung
aufbrechen können. Hieraus entwickeln sich dann oft tiefere Ulzera,
die gelegentlich auch größere Ausdehnung annehmen können.

Wegener-Granulomatose. Die Wegener-Granulomatose kann auch am
Hautorgan zu Veränderungen führen, die denen bei Polyarteriitis
nodosa ähneln können. Häufig sieht man aber auch punktförmige
Einblutungen, besonders an den Beinen. Zusätzlich können auch
die Mundschleimhaut und das Zahnfleisch betroffen sein.

Churg-Strauss-Syndrom. Bei über der Hälfte der Patienten mit
Churg-Strauss-Syndrom kommt es neben anderen Organbeteiligungen zu einer Hautvaskulitis. Diese kann sehr verschiedene Formen
haben: punktförmige, rote Hautveränderungen, Hautknoten, Ulzera,
aber auch eine Urtikaria („Nessel"- oder „Quaddelsucht"). Sie lassen zunächst oft erst an eine Allergie denken.

Urtikaria-Vaskulitis. Die „Nessel"- oder „Quaddelsucht", Urtikaria,
ist eine häufige Erkrankung, die in vielen Fällen durch eine Allergie ausgelöst wird. Jedoch können urtikarielle Hauterscheinungen
auch bei Erkrankungen wie dem Lupus erythematodes und anderen Kollagenosen (Bindegewebeerkrankungen) auftreten. Reicht der
Entzündungsprozess tief in die Haut hinein, kann eine Urtikaria-
Vaskulits vorliegen. Hierauf weisen Quaddeln hin, die über mehrere
Tage am gleichen Ort bestehen, tief dunkelrot und evtl. schmerzhaft sind.

Pannikulitis. Als Pannikulitis wird eine Entzündung des Unterhautfettgewebes bezeichnet. Dabei sind häufig auch die Blutgefäße im Sinne einer tief in der Haut liegenden Vaskulitis betroffen. Dadurch erscheinen die Hautveränderungen nicht oberflächlich, sondern machen sich durch dunkelrote bis blaue, meist sehr schmerzhafte Knoten bemerkbar. Eine Pannikulitis tritt v. a. an den Armen und besonders an den Beinen auf. Die Abheilung erfolgt nur sehr langsam (Abb. 2).

Pyoderma gangraenosum. Das Pyoderma gangraenosum ist eine ausschließlich auf das Hautorgan beschränkte Erkrankung, die klinisch ein sehr charakteristisches Bild besitzt. Die teilweise bis zu handgroßen Ulzera entwickeln sich aus kleinen Pusteln (Eiterbläschen), denen eine leukozytoklastische Vaskulitis zugrunde liegt. Pyoderma-gangraenosum-Herde können überall am Körper auftreten, sind aber besonders häufig an den Beinen zu finden. Die Ulzera weisen einen ausgefransten („zundrigen") Rand auf, der häufig

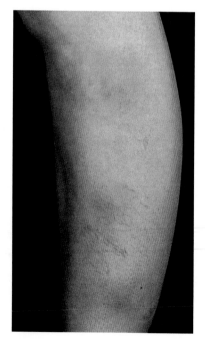

Abb. 2. Pannikulitis

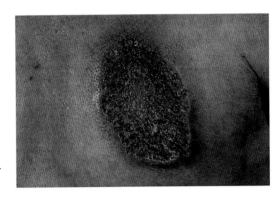

Abb. 3. Pyoderma gangraenosum

Tabelle 1. Erkrankungen, bei denen ein Pyoderma gangraenosum bevorzugt auftreten kann

Entzündliche Darmerkrankungen
▌ Colitis ulzerosa
▌ Morbus Crohn

Entzündliche Gelenkerkrankungen
▌ rheumatoide Arthritis
▌ seronegative Spondarthritiden

Bluterkrankungen
▌ Leukämie
▌ Polyzythämia vera
▌ Plasmazytom
▌ Myelom

Systemische Gefäßentzündungen (Vaskulitis)
▌ Wegener-Granulomatose
▌ Takayasu-Syndrom

unterminiert erscheint. Eine spontane Abheilungstendenz ist selten (Abb. 3).

Das Pyoderma gangraenosum tritt häufig mit anderen Erkrankungen auf, von denen die wichtigsten in Tabelle 1 aufgeführt sind. Besonders häufig ist der Bezug zu entzündlichen Darmerkrankungen (Morbus Crohn, Colitis ulcerosa), zur rheumatoiden Arthritis und zu bösartigen Blutkrankheiten.

Zu bemerken ist, dass der Beginn als Pusteln häufig als Furunkel (Infektion durch eiterbildende Bakterien) fehlgedeutet wird. Dies veranlasst fast regelmäßig das chirurgische Aufschneiden der Herde oder eine antibiotische Behandlung. Beim Pyoderma gangraenosum führen diese Maßnahmen jedoch niemals zu einem Erfolg, sondern im Gegenteil: Sie verschlimmern das Krankheitsbild. Auch die Behandlung mit Antibiotika ist völlig erfolglos, da hier zwar Eiter (abgestorbene weiße Blutkörperchen) gebildet werden kann, dieser jedoch steril ist, also keine Bakterien enthält.

▊ Komplikationen einer Haut-Vaskulitis

Alle am Hautorgan auftretenden Vaskulitisformen können zum Untergang von Hautgewebe, zur Nekrose, und zur Ausbildung von vaskulitischen Ulzera führen. An den Unterschenkel ist die Heilungstendenz dieser Ulzera durch den venösen Blutstau, v. a. bei älteren Patienten und bei vorgeschädigtem Venensystem (Krampfaderleiden), schlecht. Daher können vaskulitische Ulzera manchmal über Monate bestehen bleiben. Da zusätzlich meist das System der kleinen versorgenden Haargefäße (Kapillaren) zerstört ist, kommt es schon aus diesem Grund zu einer Verzögerung der Wundheilung. Besonders lange Heilungszeiten treten bei Vaskulitiden auf, die zu einem Untergang von Gewebe an den Fingern oder Zehen geführt haben (Nekrosen/Gangrän). Hier besteht zusätzlich noch die Gefahr von Infektionen in diesem Wundbereich.

▊ Untersuchungsmethoden

Die wichtigste Untersuchungsmethode auf hautärztlichem Gebiet ist die genaue Betrachtung der Hautveränderungen mit dem bloßen Auge. Gelegentlich kann ein Druck mit einem Glasspatel bei der Frage hilfreich sein, ob schon Einblutungen stattgefunden haben.

Zur Unterscheidung der verschiedenen Vaskulitisformen muss, wie zuvor bereits erwähnt, eine Hautprobe entnommen werden. Sie bringt erst die Klarheit über die evtl. zugrunde liegende Krankheit, z. B. Churg-Strauss-Syndrom, Wegener-Granulomatose, Urtikaria-

Vaskulitis oder Purpura Schönlein-Henoch. Damit ist oft auf wenig eingreifendem Weg über die Haut die Diagnosestellung möglich. Bei der mikroskopischen Gewebeuntersuchung können so einzelne Veränderungen an den Blutgefäßen genau beurteilt werden. Für die Entnahme einer Hautprobe müssen die Hautveränderungen frisch sein; schon lange bestehende Herde zeigen die wichtigsten Unterscheidungsmerkmale nicht mehr.

Gelegentlich kann auch die Bestimmung von z. B. Kälteeiweißen (Kryoglobuline) und sog. Autoantikörpern im Blut hilfreich sein.

▋ Therapie

Die Therapie einer Hautvaskulitis richtet sich neben der systemischen medikamentösen Therapie der zugrunde liegenden Krankheit v. a. danach, wie frisch die Hautveränderungen sind.

Eine frische Hautvaskulitis wird in der Regel durch die kurzzeitige Gabe von Kortison behandelt. Dadurch gelingt es meist, ein Fortschreiten der Erkrankung zu verhindern. Bei älteren oder alten Hautveränderungen ist diese Therapie ohne Effekt, da es hier schon zum Gewebeuntergang gekommen ist. Eine äußerliche Behandlung mit z. B. Cremes oder Salben bringt bei frischer Hautvaskulitis nur selten Erfolg.

Sind schon vaskulitische Ulzera entstanden, werden diese entsprechend ihrem Erscheinungsbild behandelt. Hier steht zunächst die Wundreinigung mit Hydrogelen (z. B. IntraSite-Gel), enzymatischen Salben (Iruxol N) oder Wundspüllösungen (Prontosan-W-Lösung) im Vordergrund. Diese schafft die Voraussetzung zur Bildung neuen Gewebes zur Ausfüllung des Defekts („Granulationsgewebe"). Unterstützend können auch neuartige Präparate, wie Promogran, wirken. Zur vollständigen Bedeckung des Defekts mit Haut werden meist moderne Wundauflagen (z. B. Tielle, Allevyn) eingesetzt.

Bei abgestorbenem Gewebe an den Fingern oder Zehen kann durch Anwendung „gerbender", desinfizierender Farbstoffe (z. B. Pyoktanin-Lösung 0,1%) einer Infektion vorgebeugt werden. Ist die Krankheit stabilisiert, kann die Therapie auch hier mit wundreinigenden und die Abheilung fördernden Methoden fortgesetzt werden.

Sehr bewährt haben sich ferner Kompressionsverbände der Beine (z. B. Pütterverband, Kornährenverband) oder Kompressionsstrümpfe (mindestens Kompressionsklasse 2). Allerdings müssen diese Kompressionsverbände konsequent und bis zum vollständigen Abheilen der Hautveränderungen getragen werden.

Eine Besonderheit in der Therapie stellt das Pyoderma gangraenosum dar. Neben der klassischen Therapie mit innerlichem Kortison in höherer Dosierung kann auch eine Behandlung mit Ciclosporin (Immunosporin) helfen. Äußerliche Behandlungsmaßnahmen können nur unterstützend wirken. Das Pyoderma gangraenosum neigt zum Wiederauftreten nach Beendigung der Therapie.

▮ Ähnliche Krankheiten

Das Erscheinungsbild der Vaskulitis an der Haut ist meist sehr charakteristisch und kaum mit anderen Hauterkrankungen zu verwechseln. Eine Ausnahme stellt auch hier das Pyoderma gangraenosum dar, das meist mit Furunkeln, Karbunkeln, Abszessen oder mit Ulzera anderer Ursachen verwechselt wird.

Der Neurologe

ANDREAS CHRISTOPH ARLT

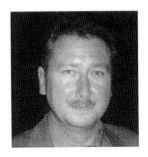

Zu den Organen, die bei Vaskulitiden betroffen sein können, gehören auch das Gehirn und das Rückenmark (beides bezeichnet man als zentrales Nervensystem, ZNS), die Nervenstränge und die Muskulatur. Die Untersuchung dieser Organe ist Aufgabe des Neurologen.

▍ Neurologische Manifestationen bei Vaskulitiden

Im Bereich des Gehirns können sowohl große als auch kleine Blutgefäße entzündlich erkrankt sein. Falls große Blutgefäße betroffen sind, können Schlaganfälle auftreten, die sich meist in Halbseitenlähmungen, halbseitigen Sensibilitätsstörungen, Sehstörungen und Sprachstörungen äußern. Manchmal treten auch epileptische Anfälle auf. Bei Erkrankung der kleinen Blutgefäße kommt es meist zu kleinen, an mehreren Stellen des Gehirns gelegenen Durchblutungsstörungen, die vom Patienten oft nicht gleich bemerkt werden. Seltener können auch Blutungen in das Gehirngewebe auftreten oder in die das Gehirn umgebenden flüssigkeitsgefüllten Räume. Bei manchen Vaskulitiden, z. B. der Wegener-Granulomatose, können auch Granulome im Gehirn oder im Bereich der Hirnhäute (Meningen) auftreten. Die dabei auftretenden Beschwerden hängen jeweils davon ab, an welcher Stelle des Gehirns eine Schädigung eingetreten ist.

Wenn Durchblutungsstörungen des Rückenmarks auftreten, ähneln die Beschwerden denjenigen eines Schlaganfalles, jedoch mit dem Unterschied, dass oft nicht eine Körperhälfte betroffen ist, sondern eine – häufig unvollständige – Querschnittslähmung eintritt.

Wenn eine Vaskulitis zu Durchblutungsstörungen der kleinen Blutgefäße der peripheren Nervenstämme führt, kann es zu Funktionsstörungen der entsprechenden Nerven kommen. Meist sind mehrere Nerven betroffen (Polyneuropathie), wobei das Verteilungsmuster teilweise symmetrisch ist, teilweise auch asymmetrisch (Schwerpunktpolyneuropathie). Polyneuropathien äußern sich meist mit einem Kribbel- und Taubheitsgefühl in Händen und Füßen, Lähmungserscheinungen und einer Rückbildung der Muskulatur. Oft treten v. a. zu Beginn auch Schmerzen an Händen und Füßen oder ein Unruhegefühl auf. Diese Beschwerden sind typischerweise in Ruhe – wie z. B. nachts – stärker ausgeprägt als tagsüber unter Belastung.

Wenn eine Vaskulitis die Blutgefäße der Muskulatur befällt, kommt es zu einer Rückbildung der Muskulatur, zu Lähmungserscheinungen und – meistens belastungsabhängigen – Muskelschmerzen. Dabei sind vorwiegend die körperstammnahen Muskeln betroffen, also Schulter-, Oberarm-, Gesäß- und Oberschenkelbereich.

Insgesamt ist festzustellen, dass bei Vaskulitiden das periphere Nervensystem häufig und das Gehirn, das Rückenmark und die Muskulatur eher selten betroffen sind.

▌ Häufigkeit

Häufigkeit und Verteilungsmuster von neurologischen Erkrankungen bei Vaskulitiden sind je nach Art der Vaskulitis unterschiedlich.

Wegener-Granulomatose. Bei der Wegener-Granulomatose treten bei etwa 30–40% der Patienten Polyneuropathien auf, meist ist die untere Extremität betroffen. ZNS-Erkrankungen und Muskelerkrankungen sind selten, jeweils weniger als 5%. Eine Besonderheit sind bei dieser Erkrankung Granulome im Gehirn, die meistens von Granulomen im Bereich der Kiefer- und Stirnhöhlen ausgehen. Diese können auch auf die Hirnnerven übergreifen.

Churg-Strauss-Syndrom. Beim Churg-Strauss-Syndrom treten ebenfalls häufig Polyneuropathien auf (50–75%), die auch die obere Extremität einbeziehen können. ZNS-Manifestationen sind selten.

Polyarteriitis nodosa/mikroskopische Polyangiitis. Bei der Polyarteriits nodosa treten periphere Nervenschäden bei etwa 50% der Patienten auf. Die Häufigkeit von ZNS-Manifestationen wird sehr unterschiedlich angegeben (4–41%). Muskelerkrankungen sind hier eine Rarität.

Arteriitis temporalis. ZNS- und neuromuskuläre Manifestationen sind selten. Bei etwa 10–20% der Patienten kommt es zu Durchblutungsstörungen des Sehnervs mit Sehstörungen.

Purpura Schönlein-Henoch. Hier sind neurologische Komplikationen selten.

Takayasu-Arteriits. Bei etwa 10–20% der Patienten treten Durchblutungsstörungen im Bereich des Gehirns auf. Polyneuropathien sind sehr selten.

Morbus Behçet. Bei etwa 20–40% der Patienten können ZNS-Manifestationen auftreten. Polyneuropathien sind selten.

▌ Sekundäre Vaskulitiden

Virushepatitis-assoziierte Vaskulitis. Bei etwa 20% der Patienten treten Polyneuropathien auf, bei einem Teil der Patienten mit ungewöhnlich stark wechselnder Ausprägung. ZNS-Manifestationen und Muskelerkrankungen sind selten.

Die Angaben über die Häufigkeit von neurologischen Komplikationen bei anderen sekundären Vaskulitiden schwanken stark. Patienten mit rheumatoider Arthritis weisen zu 1–18% Polyneuropathien auf. Häufiger leiden sie jedoch unter anderen neurologischen Komplikationen ihrer Erkrankungen, z.B. im Bereich der Halswirbelsäule mit Kompression des Rückenmarks.

▌ Untersuchungsmethoden

Es wird zunächst eine neurologische, meist auch eine psychiatrische Untersuchung durchgeführt, gelegentlich ergänzt durch testpsychologische Untersuchungen.

Elektroneurographie (ENG). Mit der ENG-Untersuchung wird die Leitgeschwindigkeit motorischer und sensibler Nervenfasern gemessen. Die Untersuchung erfolgt mit Oberflächen- und Nadelelektroden. Die Nerven werden mit kurzen Stromimpulsen stimuliert. Manche Patienten empfinden den Stromimpuls als unangenehm, selten jedoch als schmerzhaft. Die Untersuchung ist ungefährlich und kann auch bei Patienten mit Herzschrittmachern durchgeführt werden.

Elektromyographie (EMG). Es werden mit dünnen Nadelelektroden einzelne Muskeln punktiert und die elektrische Aktivität der Muskelzellen gemessen. Die Untersuchung ist ungefährlich, aber leider schmerzhaft. Vorsicht ist geboten bei Patienten, die eine Störung der Blutgerinnung aufweisen.

Elektroenzephalographie (EEG). Es werden mit Oberflächenelektroden die Hirnströme gemessen. Wichtig ist, dass sich der Patient während der Untersuchung gut entspannen kann. Bei einem Teil der Patienten erfolgt die EEG-Ableitung auch mit einer Flickerlichtreizung und während vertiefter Atmung.

Evozierte Potenziale. Mit dieser Methode werden die Funktionen der jeweiligen Leitungsbahnen in Hirn und Rückenmark geprüft. Die Ableitung erfolgt meist mit sehr kleinen Nadelelektroden.

Die häufigsten Stimulationsarten sind im Folgenden dargestellt.

- ▌ **Visuell evozierte Potenziale (VEP).** Dabei blicken die Patienten auf ein schwarz-weißes Schachbrettmuster, das hin und her kippt.
- ▌ **Akustisch evozierte Potenziale (AEP).** Die Patienten hören über einen Kopfhörer „Klickgeräusche".
- ▌ **Somatosensorisch evozierte Potenziale (SEP).** Es werden – ähnlich wie beim ENG – Nerven im Bereich der Hände oder Füße elektrisch stimuliert.

▌ **Magnetstimulation (MEP).** Ein kurzer, nicht schmerzhafter Magnetimpuls wird über eine Oberflächenelektrode am Kopf appliziert und die zugehörige Muskelzuckung an Hand oder Fuß gemessen.

Doppler-Sonographie und Duplex-Sonographie. Es werden mit Ultraschall die Strömungsverhältnisse in den Blutgefäßen des Halses und des Gehirns gemessen, zudem die Strömungsgeschwindigkeit des Blutes sowie die Strömungsrichtung.

Lumbalpunktion. Es wird mit einer dünnen Kanüle im Bereich der Lendenwirbelsäule eine Punktion des Wirbelsäulenkanals vorgenommen. Dabei wird nicht das Rückenmark punktiert! In seltenen Fällen können nach einer solchen Untersuchung für 1–2 Tage Kopfschmerzen auftreten.

Muskelbiopsie. Es wird in örtlicher Betäubung eine kleine Gewebeprobe aus einem Muskel entnommen. Der Entnahmeort wird nach dem neurologischen, elektroneurographischen, elektromyographischen und magnetresonanztomographischen Befund festgelegt.

Nervenbiopsie. Es wird in örtlicher Betäubung ein kleines Stück eines meist sensiblen Nerven am Fuß entnommen. Nach diesem Eingriff bleibt ein kleines Taubheitsareal im Fuß zurück. In seltenen Fällen können auch länger anhaltende Schmerzen in dem Taubheitsareal auftreten.

Es gibt eine Reihe weiterer Untersuchungsverfahren zur Erfassung neurologischer Erkrankungen, die seltener durchgeführt werden und auf die hier nicht detailliert eingegangen werden kann (Elektrookulographie, Elektronystagmographie, P-300-Welle und andere sog. ereigniskorrelierte Hirnpotenziale, Langzeit-EEG, Schlaf-EEG, Schlafentzugs-EEG, „brain-mapping", Muskelbelastungstest, Muskelischämietest u.a.). Wichtig sind v.a. auch kernspintomographische Untersuchungen des Gehirns, des Rückenmarks und der Muskulatur. Bei einem Teil der Patienten werden Kontrastmitteluntersuchungen der Blutgefäße (Angiographie) durchgeführt sowie eine Positronenemissionstomographie (PET).

▌ Therapie und Krankheitsverlauf

Wenn bei einer Vaskulitis eine Mitbeteiligung des Nervensystems, der Muskulatur oder des ZNS nachgewiesen wird, steht die systemische Therapie der Grunderkrankung im Vordergrund. Bei Vaskulitiden sind nur sehr selten ausschließliche Teile des zentralen oder peripheren Nervensystems (s. primäre Vaskulitis des ZNS) oder der Muskulatur betroffen. Die notwendige Therapieentscheidung wird also meistens unter Berücksichtigung der Art der Vaskulitis, der Krankheitsaktivität und der Ausdehnung der Erkrankung (Welche Organe sind betroffen? Sind lebensbedrohliche Komplikationen zu befürchten?) festgelegt, wobei die eingesetzten Medikamente in das Immunsystem eingreifen (s. Kap. 5).

Zusätzliche spezielle neurologische Therapieverfahren hängen davon ab, welcher Teil des Nervensystems oder der Muskulatur betroffen ist und um welche Art von Funktionsstörung es sich handelt. Sie hängen dabei sehr vom Einzelfall ab. Es stehen zahlreiche medikamentöse Therapieverfahren (z. B. Medikamente gegen epileptische Anfälle, Schmerzmittel, Medikamente, die Missempfindungen dämpfen oder die Muskelspannung herabsetzen) zur Verfügung. Wichtig sind daneben krankengymnastische, ergotherapeutische, logopädische und weitere physiotherapeutische Maßnahmen sowie ggf. ein Hirnleistungstraining. Neurochirurgische Eingriffe sind bei Vaskulitiden nur sehr selten erforderlich.

Aufgabe des Neurologen ist es festzustellen, ob und welche Teile des Nervensystems und der Muskulatur betroffen sind. Als Problem erweist sich hierbei, dass Krankheitsprozesse an sehr unterschiedlichen Stellen des Nervensystems zu ähnlichen Beschwerden führen können. So kann z. B. ein Kribbelgefühl in den Füßen Folge einer Erkrankung der peripheren Nervenenden sein (Polyneuropathie), aber auch einer Erkrankung des Rückenmarks. Lähmungserscheinungen im Bereich der Muskulatur können Folge einer Muskelerkrankung sein, aber auch einer Erkrankung des peripheren oder zentralen Nervensystems. Zudem müssen andere Erkrankungen berücksichtigt werden, die zu einer Nervenschädigung führen können (z. B. Diabetes mellitus, Arteriosklerose oder multiple Sklerose).

Zum Krankheitsverlauf ist festzustellen, dass sich Schäden, die am Nervensystem eingetreten sind, häufig nicht mehr vollständig zurückbilden. Wichtigste Aufgabe bei der Behandlung der Vaskulitis aus neurologischer Sicht ist es danach zu verhindern, dass Nerven- oder Muskelschäden eintreten oder – wenn dies leider bereits geschehen ist – zu verhindern, dass diese weiter zunehmen. Eine teilweise Rückbildung der Funktionsstörung und der Beschwerden bei Schädigungen der Nerven und der Muskulatur ist möglich, hängt jedoch nicht von der Grundkrankheit Vaskulitis ab, sondern von Ort und Ausmaß der Schädigung. Als Faustregel kann gelten, dass bei Schäden am peripheren Nervensystem (Polyneuropathie) Rückbildungen über einen Zeitraum von bis zu 3 Jahren möglich sind. Wichtig ist dabei auch, dass das Gehirn sich teilweise an Schäden anpassen kann (neuronale Plastizität). Dies kann durch neurologische Rehabilitationsbehandlungen gefördert werden.

Der Radiologe und Nuklearmediziner

Marcus Both, Martin Heller und Manfred Bähre

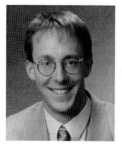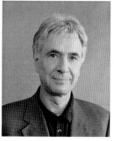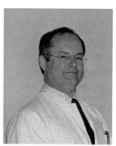

Um die Schwere, die Ausdehnung und die Folgen der Vaskulitis festzustellen, sind für einige Organe Röntgenuntersuchungen unerlässlich. Heute stehen der radiologischen Diagnostik eine Vielzahl unterschiedlicher Untersuchungen zur Verfügung. Man unterscheidet Methoden, welche Röntgenstrahlen benutzen, wie das *herkömmliche Röntgen* und die *Computertomographie (CT)*, und Verfahren ohne Röntgenstrahlen, wie z.B. den *Ultraschall (US)*, bei dem Schallwellen verwandt werden, und die *Magnetresonanztomographie (MRT)* oder Kernspintomographie. Bei der MRT wird mittels einer Röhre ein Magnetfeld um den Körper aufgebaut (ungefährlich!), wodurch Wasserstoffkerne, die überall im Körper vorkommen, „angeregt" werden. Damit können dann „Signale aus dem Körper" in ein Bild umgesetzt werden.

> Alle genannten bildgebenden Methoden sind, in erfahrenen Händen, als ungefährlich zu bezeichnen.

> Bei richtigem Einsatz von bildgebenden Verfahren ist der Informationsgewinn für den Arzt und damit der Nutzen für den Patienten so groß, dass dieser gegenüber den möglichen Nachteilen deutlich überwiegt.

Nur in großen Mengen, bei unsachgemäßem Einsatz, können Röntgenstrahlen Schäden verursachen.

Dennoch bemühen sich die Röntgenärzte ständig, die Strahlenbelastung zu senken, was in den letzten Jahren durch neue Röntgentechniken auch gelungen ist. Einige Untersuchungsverfahren, z. B. der Ultraschall und die Magnetresonanztomographie (MRT), kommen ganz ohne Röntgenstrahlen aus. Bei diesen Untersuchungen sind bis heute keine schädigenden Wirkungen auf den Körper nachgewiesen. Allerdings sind diese Verfahren heute noch nicht für alle Organe geeignet.

❚ Röntgenuntersuchungen

Eine der häufigsten Röntgenuntersuchungen ist die der Organe des Brustraumes (Thorax). Die Aussagekraft dieser Untersuchung ist sehr groß, da man sowohl die Lungen als auch die Organe zwischen beiden Lungenflügeln im sog. Mediastinum (z. B. Herz,

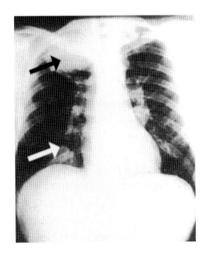

Abb. 1. Röntgenaufnahme der Lunge: Granulome (entzündliche Rundherde) bei einem 24-jährigen Patienten mit Wegener-Granulomatose

Hauptschlagader, Luftröhre) beurteilen kann (Abb. 1). Ebenso können Informationen über den knöchernen Thorax, die Rippen, die Brustwirbelsäule und auch die Schultergelenke mit diesen Aufnahmen gewonnen werden.

Zur Darstellung der Knochen und Gelenke, wie Arm, Bein, Hüftgelenk, Handgelenk, Wirbelsäule usw., sind ebenfalls Röntgenaufnahmen sehr hilfreich, da so auf einfache Weise eine Feinbeurteilung auch wenig ausgeprägter krankhafter Veränderungen gelingt.

Üblicherweise werden Röntgenaufnahmen in 2 senkrecht zueinander stehenden Ebenen angefertigt (z. B. von hinten oder von vorn und zusätzlich von der Seite), damit einerseits nichts übersehen wird und andererseits eine ganz genaue Ortung krankhafter Prozesse möglich ist.

▮ Computertomographie (CT)

Die Computertomographie (CT) ist für die Untersuchung aller Organe und Höhlen des Körpers geeignet. Dabei werden 0,5–10 mm dicke „Scheiben" des Körpers abgebildet. Auf den einzelnen Schichtbildern gelingen die genaue Beurteilung krankhafter Prozesse und ihre räumliche Zuordnung. Die CT erlaubt u. a. die Betrachtung des Gehirns, des Gesichtsschädels und der Organe des Brust- und Bauchraums (z. B. Lunge, Leber, Bauchspeicheldrüse, Nieren etc.). Um die Aussagekraft zu verbessern, ist es häufig erforderlich, ein Kontrastmittel in eine Armvene zu spritzen. Hier sind in einigen Fällen Allergien möglich (weniger als 1%). Wenn diese bereits von früheren Untersuchungen bekannt sind, kann man durch vorheriges Spritzen entsprechender Gegenmedikamente (Anti-Allergikum) einer Unverträglichkeitsreaktion vorbeugen. Auch Knochen und Gelenke (z. B. Hüftgelenk, Wirbelsäule und Bandscheiben etc.) werden computertomographisch dargestellt, z. B. zum Auffinden eines Bandscheibenvorfalls. In der Vaskulitisdiagnostik spielt das hochauflösende Lungen-CT eine besondere Rolle. Damit können Veränderungen des Lungengewebes, insbesondere im Rahmen einer Kleingefäßvaskulitis (Wegener-Granulomatose, Churg-Strauss-Syndrom und mikroskopische Polyangiitis), aufgedeckt werden, die in einer konventionellen Röntgenaufnahme der Lunge verborgen bleiben (Abb. 2).

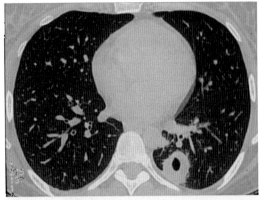

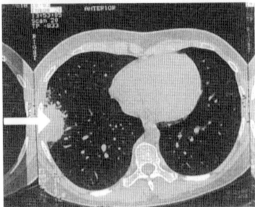

Abb. 2. Großes Lungengranulom in der Computertomographie, oben mit Einschmelzung eines Lungengranuloms und Bildung einer Granulomhöhle

█ Ultraschall (US)

Der Ultraschall (US) oder die Sonographie ist besonders gut für die Organe des Bauchraums (Leber, Nieren, Gallenblase etc.) geeignet. Mit dem US können ebenfalls die Schilddrüse, die weibliche Brust und auch die meisten Gelenke mit hoher Genauigkeit untersucht werden. Da sich mit US außerdem die meisten großen Blutgefäße (Schlagadern, Venen) ausgezeichnet beurteilen lassen, ist dieses Verfahren auch für die Beurteilung von Gefäßveränderungen im Rahmen einer Riesenzellarteriitis hilfreich.

Ein großer Vorteil des US ist, dass die Untersuchung beliebig oft wiederholt werden kann, ohne dass eine Gefährdung besteht, da hier keine Röntgenstrahlen verwandt werden.

∎ Magnetresonanztomographie (MRT)

Die Magnetresonanztomographie (MRT) ist aus heutiger Sicht das beste Verfahren zur Abbildung des zentralen Nervensystems (Gehirn und Rückenmark), des Gesichtsschädels (Nasen- und -nebenhöhlen, Augenhöhle) und des Muskel- und Skelettsystems (Knochen, Gelenke, Wirbelsäule, Muskulatur). Auch die Bauchorgane und die Organe des Beckens (z. B. Gebärmutter, Eierstöcke, Harnblase etc.) können sehr gut dargestellt werden. Für die Vaskulitisdiagnostik spielt die MRT eine herausragende Rolle. Die MRT kann sehr exakt die Ausdehnung entzündlicher Prozesse im Hals-Nasen-Ohren-Bereich darstellen, z. B. in den Nasennebenhöhlen (s. Kap. 2, Wegener-Granulomtose). Auch können vaskulitische Veränderungen im Gehirn oder der Muskulatur, die für den Patienten oft unbemerkt bleiben, durch die MRT aufgedeckt werden (Abb. 3). Eine zur Diagnosesicherung notwendige Gewebeprobe kann durch die vorherige exakte „Ortung" ganz gezielt entnommen werden. Damit sind die Chancen hoch, dass bereits die erste Probe das gewünschte Ergebnis bringt. Auch bei der MRT werden oft Kontrastmittel ge-

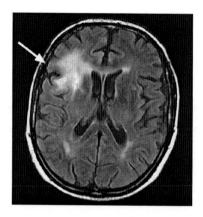

Abb. 3. MRT-Untersuchung bei einem Patienten mit einer vaskulitischen Veränderung im Gehirn (Pfeil)

spritzt, mit deren Hilfe normales von krankem Gewebe besser unterschieden werden kann. Dieses Kontrastmittel (Gadolinium) löst in der Regel keinerlei Unverträglichkeitsreaktionen aus. Mit der MRT sind auch aussagekräftige Abbildungen der größeren Blutgefäße möglich, die als wichtige Grundlage für die Planung der Therapie dienen. Einschränkungen bestehen bei der MRT für Patienten mit künstlichen Gelenken oder anderen Metallimplantaten; sie stören das Bild in der unmittelbaren Umgebung. Generell können solche Patienten jedoch untersucht werden.

> Patienten mit Herzschrittmacher dürfen nicht mit der MRT untersucht werden, da dieser außer Funktion gesetzt werden kann.

▌ Angiographie

Zur Darstellung der Blutgefäße (Arterien und Venen) ist die Angiographie das aussagekräftigste Verfahren. Für diese Untersuchung ist ebenfalls die Gabe eines Kontrastmittels erforderlich. Das Kontrastmittel wird meist über einen ganz dünnen Schlauch (= Katheter) direkt in das Blutgefäß eingespritzt, dann werden Röntgenaufnahmen angefertigt. Angiographische Untersuchungen dienen z.B. dem Nachweis von Blutgerinnseln in den Beinvenen (Venenthrombose) oder der Darstellung von Veränderungen an den Gefäßwänden, z.B. Einengungen oder Aussackungen (Aneurysma) der Arterien an Armen und Beinen, dem Gehirn oder den Herzkranzgefäßen. In vielen Fällen kann man nur durch eine Angiographie eine Arteriosklerose (Gefäßverkalkungen) von entzündlichen Gefäßerkrankungen (Vaskulitis) unterscheiden. Bei Einengungen der großen Gefäße, die bei der Riesenzellarriitis (Takayasu-Arteriitis und bestimmte Formen der Arteriitis temporalis) besonders häufig im Bereich der Arterien des Armes auftreten, kann oft im Rahmen der Angiographie gleichzeitig eine Therapie durchgeführt werden (Abb. 4): Ein über den Katheter in die Arterie eingeführter kleiner Ballon wird auf Höhe der Engstelle entfaltet und bewirkt so eine Aufweitung des Gefäßes. Dieses risikoarme Verfahren („Ballondilatation") ist eine

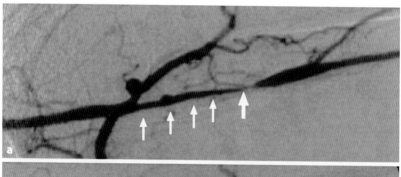
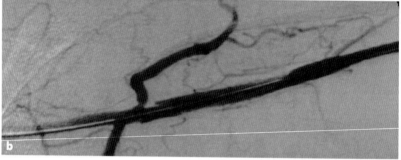

Abb. 4. Angiographisches Bild der linksseitigen Armschlagader einer Patientin mit Riesenzellarteriitis. Eine ausgeprägte Gefäßeinengung, markiert durch weiße Pfeile (**a**), ist nach erfolgreicher Ballondilatation behoben (**b**)

wertvolle Ergänzung zur medikamentösen Therapie und kann in vielen Fällen eine Gefäßoperation ersetzen.

▮ Die Wahl des geeigneten bildgebenden Untersuchungsverfahrens erfolgt aus dem Bestreben, die für den Patienten bzw. seine Krankheit aussagekräftigste und gleichzeitig möglichst wenig belastende Methode auszuwählen.

Oft reicht allerdings eine einzige Untersuchungstechnik nicht aus, sodass verschiedene, sich ergänzende Methoden (z. B. Röntgenaufnahme und CT der Lunge, Ultraschall und CT des Bauches, MRT und Angiographie der Halsgefäße) nötig sind. Ziel aller Untersuchungen ist es, zunächst die Krankheit – eine Vaskulitis – festzustellen sowie deren Ausdehnung, Schwere und Folgen in verschiedenen Organen zu beurteilen. Wenn die Entnahme einer Gewebeprobe aus einem erkrankten Organ nötig ist (z. B. um die Vaskulitis feingeweblich zu sichern), können bildgebende Untersuchungen auch den optimalen Ort mit großer Genauigkeit festlegen. Außerdem dienen bildgebende Untersuchungen natürlich dazu, den Erfolg der eingeschlagenen Therapie zu verfolgen.

> Die genauesten, dann allerdings auch meist aufwendigsten (und teuren!) Untersuchungen gewährleisten aber nur im Zusammenspiel mit allen an der Vaskulitis-Betreuung beteiligten Ärzte eine erfolgreiche Behandlung der Krankheit.

▌ Nuklearmedizinische Untersuchungen

Nuklearmedizinische Untersuchungsverfahren stellen im Körper des Patienten Stoffwechselprozesse dar und haben damit in erster Linie einen funktionsbezogenen Ansatz. Die nuklearmedizinische Diagnostik unterscheidet sich dadurch grundsätzlich von radiologischen Untersuchungen, die vorwiegend die Gestalt, also die Morphe krankhafter Veränderungen, abbilden. Die stoffwechselbezogene nuklearmedizinische Diagnostik hat den Vorteil, dass Krankheitsprozesse bereits dann erfasst werden können, wenn sie noch nicht zu erkennbaren strukturellen Veränderungen (bei entzündlichen Gefäßprozessen u. a. Gefäßverschlüsse) geführt haben. Dies ermöglicht einen besonders frühen Nachweis des Krankheitsprozesses (Frühdiagnose).

Die nuklearmedizinische Diagnostik ist kein Konkurrenzverfahren zur Röntgen- oder MRT-Diagnostik, sie ergänzt und vervollständigt vielmehr die Resultate dieser wichtigen und grundsätzlich andersartigen Untersuchungsverfahren. Bei den komplexen Krankheitsbildern, wie sie bei Gefäßentzündungen vorliegen, sind in der Regel beide unterschiedlichen Verfahrensansätze der Diagnostik bei der konkreten Patientenbetreuung erforderlich.

Die nuklearmedizinische Diagnostik geht mit einer gewissen Strahlenbelastung einher, da den Patienten ja schwach strahlende (radioaktive) Stoffe injiziert werden müssen, um die Bildinformati-

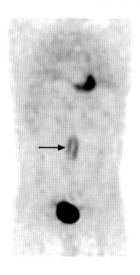

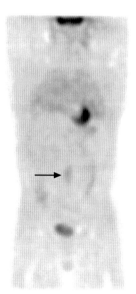

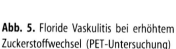

Abb. 5. Floride Vaskulitis bei erhöhtem Zuckerstoffwechsel (PET-Untersuchung)

Abb. 6. Behandelte Vaskulitis – kein erhöhter Zuckerstoffwechsel

on erhalten zu können. Die Strahlenbelastung bei einer Szintigraphie bei der Diagnostik von Gefäßentzündungen ist gering und liegt in der Größenordnung der natürlichen Strahlenbelastung während etwa 3–4 Jahren.

Konkret wird als nuklearmedizinische Untersuchung bei Gefäßentzündungen (Vaskulitiden) eine *Positronenemissionstomographie* (PET) zur Darstellung größerer Gefäße durchgeführt. Vorbereitend erhält dazu der zuvor nüchterne Patient radioaktiv markierten Zucker, Fluordesoxyglukose (FDG), auf intravenösem Weg. Nach etwa einer Stunde hat sich der „strahlende Zucker" im Körper verteilt und in besonders stoffwechselaktiven Regionen – **entzündlich veränderten Gefäßregionen** – konzentriert, im Fall der Gefäßentzündungen in den betroffenen Abschnitten der arteriellen Gefäße. Mit einer Spezialkamera werden dann von außen auf für den Patienten völlig schmerzfreie Weise Bilder der krankhaft veränderten Gefäße innerhalb des gesamten Organismus angefertigt. Nicht erkrankte Gefäßabschnitte stellen sich in den Stoffwechselbildern nicht dar. Im strengen Sinn ist der radioaktiv markierte Zucker kein „Kontrastmittel". Allergische Reaktionen entstehen aufgrund extrem niedriger, chemisch unproblematischer Substanzmengen nicht. Die Methode kann auch bei zuckerkranken Patienten eingesetzt werden, wenn der Blutzuckerwert gut eingestellt ist.

Für Untersuchungen zum Verlauf entzündlicher Gefäßerkrankungen – insbesondere der Rückgang der Entzündung unter Therapie – eignet sich das Untersuchungsverfahren PET gleichfalls sehr gut. Da die Methode unmittelbar den bei Entzündungen erhöhte Glukosestoffwechsel erfasst, zeigt die Rückkehr zu einem normalen Stoffwechsel direkt die Beseitigung der Entzündung an. Auch die Beurteilung des Krankheitsverlaufs auf diesem Wege hat nicht zur Voraussetzung, dass bereits strukturell nachweisbare Gefäßveränderungen vorliegen.

Das Labor

ELENA CSERNOK
und EVA REINHOLD-KELLER

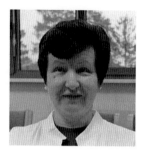

Laborwerte [z. B. Untersuchungen von Blut, Urin und Bronchialsekret (Lungenspülwasser)] spielen bei Vaskulitispatienten unter 3 Gesichtspunkten eine wichtige Rolle:

▌ **Erstens** tragen sie wesentlich dazu bei, die Krankheit in ihrer Anfangsphase zu erkennen und von anderen Krankheiten zu unterscheiden. Darüber hinaus zeigen sie auch die Schwere und die Ausdehnung der Vaskulitis an. Mit Hilfe spezieller Tests kann man feststellen, welche Organe (z. B. die Nieren) mitbetroffen sind (*Diagnose*).

▌ **Zweitens** sagen Laboruntersuchungen dem Arzt, ob die Behandlung anschlägt. Später lässt sich erkennen, ob die Vaskulitis nach erfolgreicher Therapie wieder aktiv wird. Hierzu sind regelmäßige Kontrollen erforderlich (*Krankheitskontrolle*).

▌ **Drittens** zeigen sie, ob ein Patient die Behandlung verträgt oder ob Nebenwirkungen auftreten. Auch hierzu muss regelmäßig kontrolliert werden (*Therapiekontrollen*).

▌ Was kann der Arzt feststellen?

Bei manchen Vaskulitisarten findet man *Autoantikörper* gegen weiße Blutzellen. Das sind Abwehrstoffe (Antikörper), die das Immunsystem gegen den eigenen Körper (auto = selbst) bildet, in diesem Fall gegen eine Untergruppe der weißen Blutzellen. Bei Gesunden lassen sie sich nicht nachweisen. Warum solche Autoantikörper gebildet werden, ist unklar. Sie scheinen aber bei der Entstehung der Vaskulitis eine wichtige Rolle zu spielen.

Bei der Wegener-Granulomatose, dem Churg-Strauss-Syndrom und der mikroskopischen Polyangiitis findet man diese Autoantikörper bei bis zu 90% der Patienten. Sie heißen *ANCA;* das steht für *a*nti-*n*eutrophile *c*ytoplasmatische *A*ntikörper, weil diese Autoantikörper gegen das Innere (Cytoplasma) der neutrophilen Granulozyten gerichtet sind (das ist eine Untergruppe der weißen Blutzellen). Man unterscheidet die *c*lassischen *c*ANCA von den erst später entdeckten *p*ANCA (*p* für *p*erinukleär, weil sich diese ANCA wie ein Ring um den Zellkern der weißen Blutzellen legen (Abb. 1). cANCA finden sich bei der Wegener-Granulomatose (und manchmal beim Churg-Strauss-Syndrom), pANCA bei der mikroskopischen Polyangiitis (selten auch beim Churg-Strauss-Syndrom und

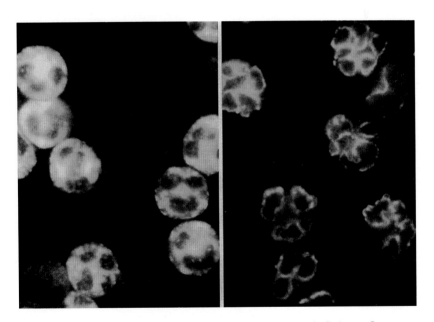

Abb. 1. ANCA unter dem Mikroskop. Die ANCA-Bestimmung mittels Immunfluoreszenz (IFT) unterscheidet 2 gut definierte ANCA-Fluoreszenzmuster auf ethanolfixierten Granulozyten: cANCA- und pANCA-Muster. Eine Differenzierung von ANCA in definierte Subspezifitäten wird mittels direktem ELISA (ein spezielles Laborverfahren) durchgeführt. cANCA sind überwiegend durch PR3-ANCA induziert. Ein pANCA-Fluoreszenzmuster wird hauptsächlich durch MPO-ANCA und in geringem Maße von ANCA gegen andere Proteine (Elastase, Laktoferrin etc.) gebildet

der Wegener-Granulomatose). Bei den anderen Vaskulitiden sieht man keine ANCA. ANCA sind in ihrer Gesamtheit keinesfalls spezifische Blutwerte für Vaskulitiden, denn sie treten neben diesen bei chronisch-entzündlichen Darmerkrankungen, bei chronischen Lebererkrankungen und auch bei Infektionen auf. Die gegenwärtige Methode zur Bestimmung von ANCA, die bei Vaskulitis auftreten, ist die gleichzeitige Anwendung des Immunfluoreszenztests (IFT) auf Neutrophilen (weißen Blutzellen) und der spezifischen ELISA, mit denen man nachweist, gegen welche genaue Struktur in der Zelle der ANCA gerichtet ist (beim cANCA meist Proteinase-3 und beim pANCA meist Myeloperoxidase). Dies ist wichtig, da die Identifikation der ANCA-Subspezifität zur Bestätigung der Diagnose und Erkennung klinischer Varianten erforderlich ist. Der diagnostische Wert von Proteinase-3-(PR3-)ANCA ist für die Wegener-Granulomatose (WG) und der diagnostische Wert von Myeloperoxidase-(MPO-)ANCA für die mikroskopische Polyangiitis (MPA) etabliert.

Wenn man ANCA im Blut feststellt, sind diese Antikörper für den Arzt eine sehr große Hilfe: Sie erleichtern es, die Krankheit rechtzeitig zu erkennen und damit zu behandeln, aber sie beweisen die Diagnose „Vaskulitis" noch nicht, da sie in seltenen Fällen auch bei anderen Erkrankungen auftreten können.

> ∎ Für die meisten Patienten (aber nicht für alle!) gilt: Je höher der ANCA (ANCA-Titer) ist, um so schwerer und ausgedehnter ist die Erkrankung. Steigt der ANCA-Titer, muss mit einem Rückfall (Rezidiv) gerechnet werden!

Mit der Behandlung fallen die Titer ab (Titer = Grad der Verdünnung, bei der ANCA unter dem Mikroskop gerade noch erkannt wird) und steigen bei einem Rückfall meist wieder an. Selten gibt es Ausnahmen, bei denen die Werte immer hoch sind oder immer niedrig bleiben. Zur Bewertung der ANCA-Werte ist wichtig: Die Titerzahl verdoppelt sich von Stufe zu Stufe (1:16, 1:32, 1:64 usw.). Der Unterschied zwischen einem Titer von 16 und einem Titer von 32 ist also nicht anders als zwischen 512 und 1024! Weil die ANCA-Titer in der Regel mit der Krankheitsaktivität gleichziehen, sollten sie regelmäßig (z. B. alle 4 Wochen, später alle 3 Monate) bestimmt werden. Es kommt immer wieder vor, dass der ANCA-Titer als allererstes einen Rückfall (Rezidiv) anzeigt. Der ANCA ist also oft ein „Frühwarnsystem". Die ANCA-Werte sollten möglichst immer im selben Labor untersucht werden, damit die Ergebnisse vergleichbar sind; leider sind die Testsysteme noch nicht überall so gut standardisiert, dass die Ergebnisse (Titer) von Labor zu Labor eine gute Übereinstimmung zeigen.

Bei Vaskulitisformen infolge anderer Krankheiten (sekundäre Vaskulitis, z. B. bei der rheumatoiden Arthritis oder beim Lupus erythematodes) findet man andere Autoantikörper im Blut, die für die jeweilige Grunderkrankung typisch sind. Es gibt aber auch Vaskulitiden, bei denen anfangs keine Antikörper nachweisbar sind.

Bei der Polyarteriitis nodosa (PAN) findet man meist keine Autoantikörper aber bei einem Drittel der Patienten Antikörper gegen Hepatitisviren (Typ B oder C) oder sogar Bestandteile der Viren selbst.

▮ Entzündungsanzeigende Laborwerte

Unabhängig von den verschiedenen Vaskulitisformen zeigen diese Werte das Ausmaß der Entzündung an. Zu diesen Werten gehören die Blutsenkungsgeschwindigkeit (BSG) und das C-reaktive Protein (CRP). Die BSG ist beim Gesunden kleiner als 20 mm/Stunde, das CRP kleiner als 0,5 mg%. Je aktiver die Vaskulitis ist, desto höher sind diese Werte. Die BSG kann dann durchaus über 100 mm/Stunde betragen. Aber im Gegensatz zu den spezifischen ANCA steigen BSG und CRP auch bei Entzündungen anderer Ursachen an, z. B. bei Infektionen, Erkältungen etc. Wenn also ein Vaskulitispatient mit einer Lungenentzündung zum Arzt kommt, ist eine hohe BSG zu erwarten, egal ob die Lungenentzündung durch Bakterien oder durch die Vaskulitis verursacht ist. Hier müssen dann andere Untersuchungen (z. B. ANCA, Röntgen, Lungenspülung) weiterhelfen. Weiße Blutzellen (Leukozyten) und Blutplättchen (Thrombozyten) sind bei einer aktiven Vaskulitis auch meist in erhöhter Konzentration nachweisbar.

In den letzten Jahren sind zahlreiche Blutparameter (Serum und Blutzellen) zur Aktivtätsbestimmung herangezogen worden. Dabei werden im Wesentlichen solche Eiweiße im Blut bestimmt, die von

Zellen des Immunsystems im Rahmen der Entzündung vermehrt gebildet werden. Manche Werte werden routinemäßig bestimmt (z. B. Eosinophilen-kationisches Protein bei Patienten mit Churg-Strauss-Syndrom oder löslicher Interleukin-2-Rezeptor), während bei anderen zurzeit noch deren Wertigkeit untersucht wird (z. B. Zytokine).

Organparameter sind Laborwerte, die etwas über die Funktion oder Entzündung eines bestimmten Organs aussagen. Besonders wichtig sind hier die Nierenwerte Kreatinin und Harnstoff, die im Blut gemessen werden. Sie steigen an, wenn die Nieren nicht mehr richtig arbeiten. Im Urin schaut man nach Eiweiß und geringsten Blutbeimengungen. Dies geschieht am einfachsten mit einem Teststreifen („Urin-Stix"), den man in der Apotheke kaufen und den der Patient selbst regelmäßig anwenden kann (z. B. alle 2 Wochen; Streifen kurz in den Morgenurin eintauchen und die Verfärbung anhand einer beigelegten Skala ablesen).

> Die Kontrolle der Nierenwerte ist besonders wichtig, weil man als Patient selbst nicht merken kann, ob die Nieren von der Vaskulitis betroffen sind (im Gegensatz zu Nase, Auge, Herz etc.).

Bei einer *Muskelbeteiligung*, bei der man als Patient muskelkaterähnliche Schmerzen oder eine Schwäche verspürt, kommt es oft zu einem Anstieg der Creatinkinase-(CK-)Werte. Die CK wird aus entzündeter Muskulatur freigesetzt und im Blut gemessen. Auch bei einer *Herzmuskelbeteiligung* ist die CK-Konzentration erhöht. Bei einer *Leberentzündung* steigen die sog. Leberwerte, die Transaminasen, in ihrer Konzentration an (z. B. GOT, GPT).

Für viele Organe gibt es leider keine speziellen Entzündungswerte im Blut. Dann müssen manchmal außer Blut auch andere Körperflüssigkeiten nach Entzündungszeichen abgesucht werden. So ist bei einer Lungenentzündung eine Untersuchung von Bronchialsekret (BAL = bronchoalveoläre Lavage; Lungenspülwasser) nötig. Anhand bestimmter Entzündungszellen ist eine Unterscheidung zwischen Vaskulitis der Lunge und Infektion durch Bakterien oder Viren möglich. Dies ist für die richtige Behandlung sehr wichtig. Nur selten ist eine Untersuchung der Hirn- oder Rückenmarkflüssigkeit (Liquor) nötig.

▮ Schlägt die Behandlung an?

Während und auch nach einer erfolgreichen Behandlung der Vaskulitis sollten die genannten Werte alle regelmäßig überprüft werden: Man sieht daran, was der Patient meist auch selber fühlt, dass die Entzündung in den Organen zurückgeht und dass alles in Ordnung bleibt. Aber die Laborkontrollen helfen, einen eventuellen Rückfall (Rezidiv) rechtzeitig zu erkennen und erneut zu behandeln.

Der Patient sollte seinen Arzt nach den Ergebnissen der Kontrollen fragen und sie in seinen Vaskulitispass eintragen.

▮ Treten Nebenwirkungen der Behandlung auf?

Während der Behandlung sind regelmäßige Laborkontrollen erforderlich, um den Patienten vor ernsthaften Nebenwirkungen zu schützen. Einige Nebenwirkungen sind nur durch Blut- oder Urintests erkennbar. Bei Patienten, die täglich Endoxan einnehmen, müssen recht häufig Kontrollen durchgeführt werden. Am Beginn der Behandlung sollten mindestens 3-mal pro Woche die weißen Blutzellen (Leukozyten) kontrolliert werden. Bei weniger als 4000 Leukozyten n/µl Blut muss die Endoxanmenge verringert oder das Medikament ausgesetzt werden. So kann man einen schweren Mangel an weißen Blutzellen (Leukozytenzahl unter 2000/µl) vermeiden, der zu einer gefährlichen Abwehrschwäche führt (erhöhtes Infektionsrisiko). Kommt es dennoch zu einer schweren Leukopenie (Mangel der weißen Blutzellen), dann muss meist im Krankenhaus die Ursache gesucht und ggf. die damit verbundene Komplikation behandelt werden. Während einer Endoxan-Behandlung sind auch regelmäßige Urinkontrollen notwendig. Nur dadurch ist eine blutige Harnblasenentzündung durch Endoxan frühzeitig erkennbar.

Auch die Leber- und Nierenwerte (Kreatininwert, Urinuntersuchung) sollten während der Behandlung regelmäßig bestimmt werden, um Nebenwirkungen an diesen Organen rechtzeitig zu erkennen. Bei Abweichungen von der Norm muss der Arzt die Dosis reduzieren (z. B. bei Methotrexat) oder die Behandlung unterbrechen/beenden (s. auch Kap. 5 und 6).

Der Pathologe

KONSTANZE HOLL-ULRICH und ALFRED C. FELLER

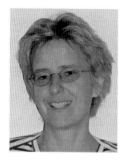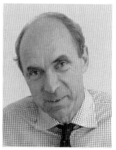

▌ Welche Aufgabe hat der Pathologe bei Vaskulitispatienten?

Gerade bei Vaskulitiden, die ganz unbestimmte Beschwerden verschiedenster Organe verursachen können, ist eine eindeutige Diagnosestellung oft schwierig. Daher wird der betreuende Arzt häufig eine Probeentnahme (Biopsie) von Gewebe mit anschließender feingeweblicher (histologischer) Untersuchung empfehlen, denn der Nachweis einer Vaskulitis in der feingeweblichen Untersuchung ist die zuverlässigste Möglichkeit der Diagnosesicherung. Diese Beurteilung der Biopsien ist das Tätigkeitsfeld des Pathologen. Der Pathologe wird daher den Patienten – unsichtbar und meistens unbekannt – immer wieder im Verlauf der Vaskulitiserkrankung begleiten.

▌ Wie sieht das feingewebliche Bild einer Vaskulitis aus?

Allen Formen einer Vaskulitis gemeinsam ist die Einwanderung von Entzündungszellen in die Wand des Blutgefäßes. Dadurch schwillt die Gefäßwand an, die Lichtung wird verengt oder ganz verschlossen; entsprechend vermindert sich der Blutfluss oder kommt ganz zum Erliegen. Die Innenhaut des Blutgefäßes (Endothel) schwillt ebenfalls an, häufig können sich dem geschädigten

Endothel Gerinnsel auflagern und den Blutfluss weiter behindern oder zum Stillstand bringen. Dadurch kann es, je nach Größe des Blutgefäßes, zu unterschiedlich ausgeprägten Gewebuntergängen in dem betreffenden Organ kommen. Die geschwollene Gefäßwand wird weniger elastisch und brüchig, Bestandteile der Gefäßwand können untergehen (nekrotisierende Vaskulitis). Wird die geschädigte Gefäßwand für Blutzellen und andere Blutbestandteile durchlässig, finden sich Blutungen in dem betroffenen Organ, je nach Größe der Blutgefäße punktförmig und klein bis hin zu ausgedehnten großen Blutungen. Als Folge der Gefäßwandschädigung können sich auch Aussackungen (Aneurysmen) der Gefäßwand bilden, aus denen sich ebenfalls Blutungen entwickeln können. Innerhalb der Gefäßwand lassen sich bei bestimmten Vaskulitisformen Ablagerungen von Immunkomplexen (Eiweißaggregate) nachweisen, die eine Entzündung auslösen (z. B. Purpura Schönlein-Henoch); andere Vaskulitisformen sind gerade dadurch charakterisiert, dass derartige Ablagerungen nicht auftreten (pauciimmune Vaskulitiden, insbesondere sind das die sog. ANCA-assoziierten Vaskulitiden).

▮ Was kann man mit einer feingeweblichen Untersuchung bei einer Vaskulitis feststellen?

In der feingeweblichen Untersuchung kann der Pathologe zunächst einmal feststellen, ob in dem betreffenden Organ aktuell eine Vaskulitis vorliegt oder ob sich Zeichen einer abgelaufenen Vaskulitis finden.

Darüber hinaus kann man erkennen, welche Blutgefäße befallen sind, d. h. ob große oder kleine Arterien, Venen oder kleine Blutgefäße (Kapillaren, Arteriolen und Venolen) entzündlich verändert sind. Art und Größe der betroffenen Blutgefäße lassen Rückschlüsse auf den Typ der Vaskulitis zu (vgl. Abb. 1). Beispielsweise sind bei der klassischen Polyarteriitis nodosa v. a. mittelgroße Arterien betroffen, während z. B. eine Wegener-Granulomatose sowohl in den kleinsten Blutgefäßen als auch in größeren und kleineren Arterien und Venen-Entzündungen verursachen kann.

Neben Art und Größe der Blutgefäße ist das feingewebliche Bild der Entzündung entscheidend für die Einordnung der Vaskulitis.

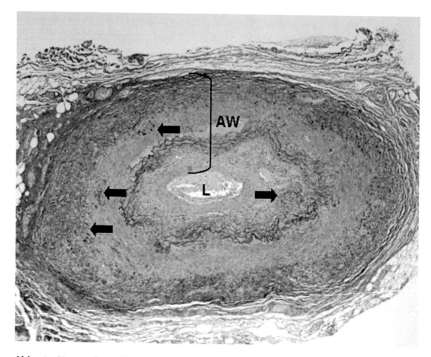

Abb. 1. Riesenzellarteriitis temporalis: Arterienwand (AW) stark verdickt, innerhalb der aufgesplitterten Wandschichten zahlreiche Entzündungszellen (Pfeile). Lichtung (L) deutlich eingeengt

Der wichtigste Typ ist die granulomatöse Vaskulitis (z. B. bei Riesenzellarteriitis temporalis, Abb. 1), bei der sich umschriebene Ansammlungen bestimmter Entzündungszellen (Epitheloidzellen und Riesenzellen) nachweisen lassen. Bei der nekrotisierenden Vaskulitis, häufig z. B. bei Wegener-Granulomatose, gehen Gefäßwandbestandteile zugrunde. Die leukozytoklastische Vaskulitis, die an der Haut auftritt, geht mit zerfallenden (leukozytoklastischen) Entzündungszellen in der Umgebung des Blutgefäßes einher.

Viele Vaskulitisformen zeigen über den Befall des Blutgefäßes hinaus noch charakteristische Veränderungen im übrigen Gewebe, die auf den Typ der Vaskulitis schließen lassen. So finden sich bei Wegener-Granulomatose neben der Vaskulitis typischerweise eine granulomatöse Entzündung, d. h. umschriebene Ansammlungen bestimmter Entzündungszellen (Epitheloidzellen und Riesenzellen),

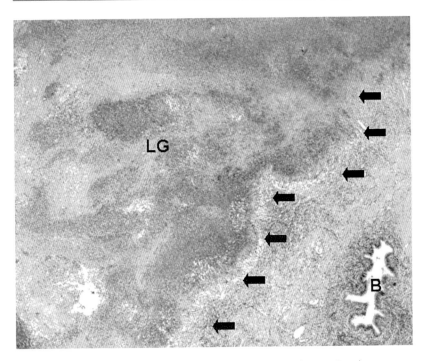

Abb. 2. Wegener-Granulomatose der Lunge: landkartenartig geformter Gewebeuntergang (LG) links oben, von einer granulomatösen Entzündung begrenzt (Pfeile), rechts unten ein erhaltener Bronchus (B)

sowie landkartenartig geformte Gewebuntergänge (Nekrosen, Abb. 2). Das Churg-Strauss-Syndrom zeigt ein fast identisches Bild, nur sind hier immer auch reichlich eosinophile Leukozyten zu finden. Bei der mikroskopischen Polyangiitis kann die Vaskulitis derjenigen bei Wegener-Granulomatose völlig gleichen, nur fehlen hier die granulomatösen Veränderungen im übrigen Gewebe.

▎ Welches Gewebe wird untersucht?

Da Vaskulitiden Erkrankungen sind, die prinzipiell jedes Organ betreffen können, richtet sich die Probeentnahme nach den klinischen Symptomen des einzelnen Patienten. Der betreuende Arzt muss hierbei abwägen zwischen dem erwarteten Nutzen der neuen Ergebnisse und möglichen mit der Probeentnahme verbundenen Unannehmlichkeiten und Risiken.

Bei einigen Erkrankungen wird ein Teil des Blutgefäßes selbst untersucht werden (z. B. bei Riesenzellarteriitis temporalis Entnahme eines Teiles der Schläfenarterie). Bei vielen Vaskulitiden ist die Haut mitbefallen und eine Probe aus veränderten Hautbezirken leicht zu entnehmen. Die Kleingefäßvaskulitiden zeigen vielfach eine Nierenbeteiligung, die eine Nierenbiopsie erforderlich machen kann; sie können aber auch häufig zu einem Befall der kleinen Blutgefäße in Muskeln und Nerven führen, sodass eine Probeentnahme aus diesen Geweben sinnvoll ist. Bei der Wegener-Granulomatose können Schleimhautproben aus Nase oder Nasennebenhöhle die Diagnose sichern, bei einer Mitbeteiligung der Lunge kann Gewebe bei einer Bronchoskopie oder, falls erforderlich, operativ entnommen werden.

Vielfach ist es auch sinnvoll, Gewebe, das schon bei früheren Operationen entnommen wurde (auch bevor die Vaskulitis bekannt war), von einem spezialisierten Pathologen mit dieser Fragestellung nochmals begutachten zu lassen, da Vaskulitiden seltene und nicht immer leicht erkennbare Erkrankungen sind.

▌ Wie untersucht der Pathologe das Gewebe?

Das Gewebe aus einer Probeentnahme wird in jedem Fall *lichtmikroskopisch* untersucht (Vergrößerung 10 fach bis 1000 fach). Dabei kann man große und kleine Blutgefäße bis hin zu den kleinsten Haargefäßen (Kapillaren) erkennen und ihren Wandaufbau mit möglichen Veränderungen und Entzündungszellen beurteilen (Abb. 1 und 2). Immunhistochemische Untersuchungen (Verwendung spezieller Färbemethoden) können helfen, für bestimmte Vaskulitisformen typische Ablagerungen (Antikörper, Immunglobuline oder Immunkomplexe, z. B. Immunglobulin A bei der Purpura Schönlein-Henoch) in Gefäßwänden nachzuweisen oder die Art der Entzündungszellen zu charakterisieren. Elektronenmikroskopische Untersuchungen (Vergrößerung 4000fach bis 20 000fach) werden insbesondere bei Nierengewebe zur Charakterisierung der Vaskulitis durchgeführt. Bei diesen hohen Vergrößerungen lassen sich in den Kapillaren der Nierenkörperchen (Glomeruli) Ablagerungen unter der Innenhaut der Blutgefäße erkennen und charakterisieren.

▮ Ist das Ergebnis der feingeweblichen Untersuchung immer eindeutig?

Gelingt es, die Vaskulitis in der feingeweblichen Untersuchung nachzuweisen, ist dies die zuverlässigste Möglichkeit der Diagnosesicherung; leider kann jedoch nicht in jeder Probeentnahme die Diagnose „Vaskulitis" eindeutig gesichert und die Art der Vaskulitis charakterisiert werden.

Zum einen laufen Vaskulitiden häufig schubweise ab; während der Anfangsphase (Initialphase) sind vielfach noch nicht alle Charakteristika ausgebildet. Auch lässt sich in der inaktiven Phase die Entzündung möglicherweise nicht einmal eindeutig erkennen, und selbst bei einer aktiven Entzündung wird das feingewebliche Bild von einer entzündungshemmenden Therapie verändert.

Andererseits gibt es bei verschiedenen Vaskulitisformen große Überschneidungen sowohl in der Art und der Größe der befallenen Blutgefäße als auch im feingeweblichen Befundmuster. So können verschiedene Vaskulitiden ein identisches feingewebliches Bild hervorrufen (z.B. ist an der Niere das Bild der Glomerulonephritis bei allen ANCA-assoziierten Kleingefäßvaskulitiden – d.h. bei Wegener-Granulomatose, mikroskopischer Polyangiitis und Churg-Strauss-Syndrom – weitgehend gleich); umgekehrt kann z.B. die Wegener-Granulomatose Blutgefäße von den kleinsten bis hin zu den großen befallen und alle Typen des feingeweblichen Bildes (nekrotisierende, granulomatöse oder leukozytoklastische Vaskulitis) verursachen, die man auch bei anderen Vaskulitiden findet.

5 Was hilft – die richtige Therapie

Eva Reinhold-Keller und Kirsten de Groot

Bei Vaskulitisformen, die im Zuge anderer Krankheiten entstehen (*sekundäre Vaskulitis*), z. B. im Rahmen von Infektionskrankheiten (z. B. Virushepatitis) oder bei einem Tumorleiden (s. Kap. 3), wird man versuchen, die zugrunde liegende Erkrankung zu behandeln. Bei der Mehrzahl der Patienten liegt eine *primäre Vaskulitis* vor (s. Kap. 2). Hier nimmt man eine Fehlsteuerung des körpereigenen Abwehrsystems (Immunsystem) an, mit überschießender Produktion von selbstzerstörerischen Eiweißkörpern (Autoantikörper). Warum es zu diesem Amoklauf gegen den eigenen Körper kommt, ist bislang unbekannt. Hier zielt die Behandlung auf Hemmung oder zumindest Dämpfung dieser überschießenden Tätigkeit des Immunsystems (Immunsuppression). Dazu stehen eine Vielzahl verschiedener Medikamente zur Verfügung – *Immunsuppressiva* –, die unterschiedlich stark das Immunsystem bremsen. Jede Therapieentscheidung muss der Arzt mit dem Gedanken treffen, dass eine Vaskulitis lebensbedrohlich sein kann. So würden im ersten Jahr der Erkrankung ca. 80% der Patienten versterben, wenn sie keinerlei Behandlung bekämen. Da man bis vor einigen Jahren die Diagnose „Vaskulitis" in der Regel erst sehr spät gestellt hat, meist wenn bereits ein lebensbedrohliches Stadium eingetreten war, wurden fast alle Patienten nahezu gleich sehr aggressiv behandelt. Heute können durch verfeinerte Untersuchungsmethoden häufig auch weniger schwere, frühe Formen einer Vaskulitis erkannt werden, die dann auch mit weniger aggressiven Medikamenten behandelt werden können.

> ▌ Trotz aller Fortschritte ist die Vaskulitis auch heute meist nicht heilbar, aber sehr gut behandelbar, sodass über 90% aller Patienten überleben.

▌ Wann mit welchen Medikamenten behandeln?

Bis vor kurzem beruhten sämtliche Therapien bei Vaskulitispatienten auf Empirie, d.h. auf Erfahrungsberichten bei wenigen Patienten. Keine der eingesetzten Therapien war im wissenschaftlichen Sinne geprüft, d.h. es wurden nicht in kontrollierten Studien zwei verschiedene Medikamente miteinander verglichen. Dieser Aufgabe nahm sich erstmals Mitte der 1990er Jahre eine EU-Arbeitsgruppe an. Diese Arbeitsgruppe (ECSYSVASTRIAL/EUVAS) setzte sich vorwiegend aus Rheumatologen und Nephrologen aller europäischen Vaskulitiszentren zusammen. Diese Gruppe arbeitete Therapieprotokolle für europaweit durchgeführte kontrollierte Studien aus, mit dem Ziel, weniger aggressiv zu behandeln, d.h. insbesondere Cyclophosphamid (s.u.) einzusparen. Zuvor wurden „Messinstrumente" erarbeitet, um überhaupt Therapieerfolge messbar zu machen, d.h. die Krankheitsschwere und die Ausbreitung in Maß und Zahl anzugeben.

Die Art und Stärke der Behandlung hängt in erster Linie davon ab, ob eine lebensbedrohliche Situation besteht oder die Funktion von einzelnen Organen in Gefahr ist, z.B. drohendes Nierenversagen, Erblindung usw. Die spezielle Form der Vaskulitis ist zunächst zweitrangig. *Das Lebensalter des Patienten* muss berücksichtigt werden: Bei älteren Menschen treten z.T. schwerwiegende Nebenwirkungen häufiger als bei jungen Patienten auf. Andererseits müssen bei jungen Patienten Spätfolgen der Therapie auch nach vielen Jahren, die Familienplanung, ein Kinderwunsch oder die berufliche Situation berücksichtigt werden.

▌ Was wird mit der Vaskulitisbehandlung erreicht?

Lebensbedrohliche Situationen können heute in der Regel mit Medikamenten gut beherrscht werden. Auch der dauerhafte Verlust von Organfunktionen (z.B. bleibendes Nierenversagen) kann bei den meisten Patienten vermieden werden. Neben Beherrschung dieser Akutsituationen ist das Behandlungsziel, eine *Remission* der Vaskulitis zu erzielen. Darunter versteht man, dass die Entzündungszeichen in allen Organen zurückgedrängt sind und die Entzündungswerte im Blut (Blutbild, Blutsenkung; s. Kap. „Labor") sich wieder normalisiert haben. Die Patienten fühlen sich wohl und können wieder ein weitgehend normales Leben führen. Eine Remission der Vaskulitis kann heute bei annähernd 80% der Patienten erreicht werden. Dazu sind aber z.T. sehr aggressive Medikamente nötig, die eine engmaschige Überwachung erfordern, um Nebenwirkungen rechtzeitig zu erfassen, da auch immer gesunde Zellen betroffen werden. Auch wenn im Stadium der Remission alle Untersuchungen normal ausfallen, berichten viele Patienten über eine fortdauernde Einschränkung der allgemeinen Leistungsfähigkeit und Vitalität („nicht wieder ganz der/die Alte zu sein"). Nach Erreichen der Remission muss jedoch mit Rückfällen gerechnet werden (Rezidive), auch nach Jahren völligen Wohlbefindens. Was die Krankheit dann wieder neu anstößt ist nicht bekannt. Man versucht jedoch, diese Rückfälle mit „weichen" Medikamenten zu verhindern (*Remissionserhaltung*). Dies gelingt immerhin auch bei mehr als der Hälfte aller Patienten. Durch regelmäßige Kontrollen (s. Kap. 6) und Patientenschulung (s. Kap. 8) können Rezidive frühzeitig erkannt werden. Sie sind dann in aller Regel nicht mehr so schwer, sodass dann weit weniger aggressiv behandelt werden muss, als bei Erstausbruch der Krankheit.

▌ Muss es immer Kortison sein?

Kortison ist unverzichtbar in der Behandlung der Vaskulitis. Es ist das stärkste entzündungshemmende Medikament. Die Wirkung tritt sehr rasch ein, oft schon innerhalb von Stunden oder wenigen Tagen. Die Patienten merken dies schnell am verbesserten Allgemeinbefinden. Kortisonpräparate sind synthetisch hergestellte Hormone, die in ähnlicher Form vom Körper selbst, vorrangig in der Nebennierenrinde, gebildet werden. Obwohl dies bereits 1855 von Thomas Addison entdeckt wurde, verging bis zur ersten Anwendung von Kortison beim Menschen fast 100 Jahre. Im Jahre 1948 gaben Ärzte der amerikanischen Mayo-Clinic einer Patientin mit rheumatoider Arthritis erstmals Kortison und erlebten einen dramatischen Rückgang der Gelenkentzündung innerhalb weniger Tage. Einige Jahre später wurde Kortison auch zur Behandlung der Vaskulitis eingesetzt.

> ▮ Bis heute gibt es kein vergleichbar schnell und stark wirksames antientzündliches Medikament wie Kortison, das oft lebensrettend und somit unverzichtbar in der Vaskulitisbehandlung ist.

Kortison führt zu einer ausgeprägten Dämpfung des überschießend arbeitenden Immunsystems. Es gibt eine Vielzahl von verschiedenen Kortisonpräparaten im Handel, die alle aber im Wesentlichen gleich wirken, wenn auch unterschiedlich stark. Wichtig ist dabei, dass 1 mg eines Kortisonpräparats (z. B. Prednisolon) nicht immer die gleiche Wirksamkeit hat wie 1 mg eines anderen Präparats (z. B. Methylprednisolon). Dies muss z. B. beim Wechsel auf ein anderes Kortisonpräparat beachtet werden.

Einige Vaskulitisformen (Riesenzellarteriitis, Schönlein-Henoch-Vaskulitis) können allein mit Kortison behandelt werden (*Monotherapie*). Bei den meisten Vaskulitispatienten muss Kortison kombiniert mit anderen Medikamenten gegeben werden (*Kombinationstherapie*). Die Kortisonbehandlung bei der Vaskulitis wird meist mit hohen Dosen begonnen, d. h. mit 1 mg Kortison (z. B. Prednisolon) pro kg Körpergewicht täglich. Das bedeutet, dass einem 70 kg schweren Patienten anfangs 70 mg Kortison verordnet werden. In der Regel erfolgt dies als Tablettenbehandlung als Einmalgabe morgens. Nur in lebensbedrohlichen Situationen (z. B. drohendes Nieren- oder Lungenversagen, drohende Erblindung) müssen für einige Tage sehr viel höhere Dosen gegeben werden, z. B. eine Hochdosisbehandlung mit 250–500 mg am Tag. In den folgenden Wochen und Monaten, parallel zum Rückgang der Vaskulitis, wird die Kortisondosis schrittweise gesenkt. Am Anfang kann dies in größeren Schritten erfolgen, z. B. alle 3 Tage 10 mg weniger. Später wird die Dosis langsamer reduziert, zum Teil nur noch in 1-mg-Schritten pro Monat; wie schnell und in welchen Schritten hängt vom Krankheitsverlauf ab. Ein zu schnelles Reduzieren birgt die Gefahr eines Wiederauftretens von Entzündungszeichen. Andrerseits verstärken sich Nebenwirkungen bei zu langer und zu hoch dosierter Kortisontherapie.

▪ Ich habe Angst vor Kortison!

Die meisten Patienten haben Angst vor den Kortisonnebenwirkungen, obwohl Kortison vielfach lebensrettend ist.

> Ob und in welchem Ausmaß Nebenwirkungen auftreten, ist von der Kortisondosis und der Dauer der Behandlung abhängig.

Eine kurzfristige (Tage bis wenige Wochen) auch sehr hoch dosierte Kortisontherapie hat in der Regel keinerlei Nebenwirkungen! Nebenwirkungen sind dann zu befürchten, wenn Kortison dauerhaft, z. B. über Monate oder sogar Jahre, in Dosen von *mehr* als täglich 7,5–10 mg eingenommen wird.

> Arzt und Patient können vielen Kortisonnebenwirkungen wirksam vorbeugen.

Eine der häufigsten Nebenwirkung ist die Entstehung oder Beschleunigung der *Osteoporose* (Knochenschwund, Knochenausdünnung). Besonders gefährdet sind Frauen nach den Wechseljahren, die auch ohne Kortisonbehandlung häufig eine Osteoporose bekommen, die dann durch Kortison verstärkt werden kann. Patienten unter Kortisontherapie sollten sich kalziumreich ernähren. Dies ist aber oft nicht ausreichend, sodass heute allen Patienten, die über längere Zeit Kortison einnehmen müssen, Kalziumtabletten (1000–1500 mg/Tag) mit Beginn der Kortisontherapie empfohlen werden. Zur Verstärkung der Kalziumwirkung erfolgt die Kombination mit Vitamin-D-Tabletten. Sollte bereits eine Osteoporose bestehen (Knochendichtemessung zu Beginn einer längerfristigen Kortisontherapie!), können die gefürchteten Komplikationen, wie Wirbelkörperbrüche oder Oberschenkelhalsbruch, wirkungsvoll mit Medikamenten (Bisphosphonate, alternativ Raloxifen, in Ausnahmefällen auch Parathormon) verhindert werden. Die Gabe von Östrogenen zum Erhalt der Knochenfestigkeit bei Frauen nach den Wechseljahren kann derzeit nicht uneingeschränkt empfohlen werden, da diese zwar die Knochenfestigkeit verbessern, aber unter Umständen andere Komplikationen nach sich ziehen.

Durch die starke Hemmung des Immunsystems durch Kortison funktioniert die körpereigene Abwehr nur eingeschränkt, d.h. es besteht eine *vermehrte Infektanfälligkeit*, wobei hier besonders ältere Patienten gefährdet sind. Der beste Schutz vor Infektionen sind das Meiden von großen Menschenansammlungen auf engem Raum und das Abstandhalten zu Personen, die z.B. eine Erkältung haben. Bei Dosierungen über 15 mg pro Tag erhalten die Patienten außerdem Cotrimoxazol als Vorbeugung gegen die gefürchtete Pneumocystis-carinii-Infektion, eine besonders schwere Form der Lungenentzündung, die normalerweise nur AIDS-Patienten bekommen. Bei der oft gefürchteten *Gewichtszunahme* unter der Kortisoneinnahme spielen sowohl eine Steigerung des Appetits als auch die Neigung zu Wassereinlagerungen eine Rolle. Letzteres kann auch zu einer *Blutdruckerhöhung* führen. Beides kann durch diätetische Maßnahmen und Einschränkung der Salzzufuhr (kein Nachsalzen, keine Konservenprodukte) recht gut beherrscht werden. Regelmäßiges Wiegen und Blutdruckmessen sind eine gute Selbstkontrolle. Da unter Kortison der *Blutzucker ansteigen* kann (Diabetesentstehung), sollte die Ernährung zucker- und fettarm sein. Bei längerer Kortisoneinnahme können *grauer*, seltener *grüner Star* auftreten. Regelmäßige Augenarztkontrollen (alle 6–12 Monate) sind deshalb empfehlenswert.

Vorbeugende Maßnahmen gegen häufige Kortisonnebenwirkungen

Osteoporose
- Kalziumreiche Ernährung
- Kalziumtabletten + Vitamin D
- Ggf. Bisphosphonat
- Ggf. SERMS (selektive Östrogenrezeptor-modulierende Substanz) z. B. Raloxifen

Infektanfälligkeit
- große Menschenansammlungen meiden
- Schutz vor erkrankten Personen
- Pneumocystis-carinii-Prophylaxe

Gewichtszunahme/Wassereinlagerung/Bluthochdruck
- Diät, Gewichtskontrolle
- Salzzufuhr einschränken
- Blutdruckkontrollen

Blutzuckeranstieg (Diabetes mellitus)
- Zucker- und fettarme Diät

Grauer/Grüner Star
- Augenarztkontrollen alle 6–12 Monate

∎ Folgende Verhaltensweisen sind außerdem wichtig

∎ Nicht mehr einnehmen als vom Arzt verordnet.

∎ Bei Langzeittherapie die gesamte Tagesdosis morgens (vor 8.00 Uhr) einnehmen. In dieser Zeit produziert der Körper den größten Teil seines eigenen Kortisons, „er ist also an Kortison gewöhnt".

∎ Niemals die Kortisontherapie plötzlich unterbrechen.

Bei Langzeittherapie lässt die körpereigene Produktion von Kortison nach, welches viele wichtige Aufgaben im Körper hat (z. B. lebenswichtiges Stresshormon). Nur durch eine langsame Reduktion des von außen zugeführten Kortisons kommt die körpereigene Produktion allmählich wieder in Gang.

∎ Vaskulitis – eine bösartige Erkrankung?

Cyclophosphamid = Endoxan. Endoxan, welches ursprünglich aus der Krebsbehandlung kommt, hat Anfang der 1970er Jahre den entscheidenden Durchbruch in der Behandlung von Vaskulitispatienten gebracht. Endoxan bewirkt eine ausgeprägte Dämpfung des krankhaft überschießend arbeitenden Immunsystems (*Immunsuppression*). Da es aber nicht nur die krankhaften Zellen des Immunsystems trifft, sondern auch gesunde Zellen, ist es eine sehr aggressive, nebenwirkungsreiche Therapie.

> Man setzt Endoxan nur bei sehr schweren Formen der Vaskulitis ein. In diesen Fällen gibt es auch heute noch kein gleichwertiges anderes Medikament.

Da viele Spätkomplikationen der Endoxantherapie erst Anfang der 1990er Jahre in ihrer Tragweite erkannt wurden, behandelt man heute im Vergleich zu früheren Jahren sehr viel kürzer mit Endoxan: „so lange wie nötig, so kurz wie möglich". Bis zur vollen Wirksamkeit dauert es meist 2 Wochen, deshalb kombiniert man Endoxan immer mit dem sehr viel schneller wirksamen Kortison. In der Regel kann nach 3- bis 6-monatiger Endoxanbehandlung, bei Erreichen einer Remission, auf ein „weicheres" Medikament übergegangen werden. Die Endoxanbehandlung ist auf 2 Wegen möglich. Es kann täglich als Tabletten eingenommen werden. Hier richtet sich die Dosis nach dem Körpergewicht, meist 2 mg pro kg Körpergewicht, d.h. ein 70 kg schwerer Patient würde täglich 150 mg Endoxan einnehmen. Diese Therapie nennt man nach dem Erstbeschreiber, dem amerikanischen Wissenschaftler Anthony Fauci, auch das „Fauci-Schema", wenngleich es in seiner ursprünglichen Dauer längst nicht mehr angewandt wird. Dies ist die stärkste, aber auch nebenwirkungsreichste Behandlung. Etwas schonender ist die Endoxangabe als Infusion alle 3 Wochen, die *Endoxanstoßbehandlung*. Bisher ist aber noch unklar, ob die Stoßtherapie genauso wirksam ist wie die *tägliche Dauertherapie*. Dies ist ebenfalls Gegenstand einer kontrollierten, europaweiten Studie. Die häufigste Endoxannebenwirkung sind *Blutbildveränderungen*, v.a. der Abfall der Konzentration der weißen Blutkörperchen (Leukozyten). Diese haben im Körper wichtige Abwehrfunktionen („Polizisten des Körpers"). Bei einem Mangel an Leukozyten besteht deshalb eine hohe *Infektionsgefahr.* Die sicherste Vorbeugung sind regelmäßige Blutbildkontrollen, um den meist sich allmählich anbahnenden Leukozytenabfall rechtzeitig zu erkennen und frühzeitig zu reagieren (Endoxandosis senken oder Therapiepause). Als „magische Grenze" gelten Leukozytenzahlen von 3000/µl, die auf keinen Fall unterschritten werden dürfen, bei Leukozytenzahlen zwischen 3000 und 4000 muss die Endoxandosis reduziert werden. Eine weitere schwerwiegende Nebenwirkung, v. a. bei der täglichen Endoxaneinnahme, ist die Entstehung einer *blutigen Blasenentzündung (hämorrhagische Zystitis).* Endoxan wird im Körper in ein direkt blasenschädigendes Abbauprodukt (Acrolein) umgewandelt, welches über den Urin ausgeschieden wird. Die beste Vorbeugung ist reichlich Trinken (2–3 l/Tag). Die gesamte Endoxandosis sollte morgens eingenommen werden, damit es bereits tagsüber, wenn die Blase oft geleert wird, den Körper wieder verlassen hat. Das Risiko einer Blasenentzündung kann vermutlich noch weiter reduziert werden durch die zusätzliche Einnahme eines Blasenschutzmedikaments (Uromitexan = Mesna) und natürlich durch eine möglichst kurzzeitige Endoxanbehandlung. Auch unter Beachtung aller Maßnahmen tritt bei 10–20% der Patienten dennoch eine Blasenentzündung auf. Bei diesen Patienten besteht die Gefahr, dass sich daraus – auch noch nach Jahren – *Blasenkrebs* entwickeln kann. Da dies unbemerkt bleiben kann, muss bei diesen Patienten jährlich eine Blasenspiegelung durchgeführt werden. Bei Frauen kann es unter Endoxan zum *Ausbleiben der Monatsregel* kommen, bei Frauen über 30 Jahren auch zu bleibender *Unfruchtbarkeit.* Während der Endoxanbehandlung dürfen Frauen auf keinen Fall schwanger werden, da Endoxan *fruchtschädigend (teratogen)* ist. Auch Männer sollten während einer Endoxanbehandlung keine Kinder zeugen. Bezüglich einer späteren Schwangerschaft sollten vorher eine genetische Beratung und eine Untersuchung durchgeführt werden. Bei sehr langer Endoxanbehandlung besteht außerdem ein erhöhtes Risiko für die Entstehung bestimmter Krebsarten (neben dem bereits erwähnten Blasenkrebs Blut- und Lymphdrüsenkrebs).

> Trotz vieler, durchaus bedrohlicher Nebenwirkungen überwiegen bei Patienten mit schwerer Vaskulitis (nur hier wird Endoxan eingesetzt) die Vorteile der oft lebens- und organrettenden Endoxantherapie.

Vorbeugende Maßnahmen gegen häufige Endoxannebenwirkungen

Blutbildveränderungen
- regelmäßige Kontrollen
- Therapiepass führen

Infektanfälligkeit
- große Menschenansammlungen meiden
- Schutz vor erkrankten Personen

Blutige Harnblasenentzündung
- reichlich trinken
- Endoxan ausschließlich morgens einnehmen
- Blasenschutz mit Uromitexan

Bei Blasenentzündung
- einmal jährlich Blasenspiegelung

∎ Gibt es Alternativen zum Endoxan?

Für die heute viel häufiger erkannten Frühformen und leichteren Vaskulitis-Verläufe gibt es eine Reihe von „weicheren" Medikamente, die dann auch von Anfang an eingesetzt werden können.

Methotrexat (MTX). Methotrexat, ebenfalls aus der Krebstherapie stammend, wird in ca. 1/1000 Dosierung im Vergleich zur Krebsbehandlung schon seit vielen Jahren erfolgreich bei der rheumatoiden Arthritis eingesetzt. Es greift in den Folsäurestoffwechsel ein, der bei vielen Körperfunktionen wichtig ist, u. a. bei der Blutbildung. MTX wurde in einer europaweiten Studie bei leichteren Verläufen der Wegener-Granulomatose mit dem sehr viel aggressiveren Endoxan zur Remissionsinduktion verglichen (NORAM-Studie). Es zeigte sich, dass eine Remission mit beiden Medikamenten gleichermaßen innerhalb von 3 Monaten eintrat. Es steht mit MTX also heute eine deutlich weniger aggressive Alternative zu Endoxan zur Verfügung, allerdings nur bei bei leichten Formen, d. h. wenn keine lebensbedrohliche Situation vorliegt und keine Organfunktionen (v. a. die Niere, das Herz) in Gefahr sind. Voraussetzung ist außerdem eine normale Nierenfunktion. MTX wird vorwiegend über die Niere ausgeschieden. Bei eingeschränkter Nierenfunktion wird MTX verlangsamt ausgeschieden, und es kann zu schwerwiegenden Nebenwirkungen kommen.

MTX wird 1-mal/Woche verabreicht, wegen besserer Wirksamkeit und Verträglichkeit oft intravenös oder unter die Bauchhaut (subkutan). Zur Vorbeugung von Nebenwirkung erhalten die Patienten am Folgetag Folsäuretabletten. MTX ist im Allgemeinen sehr gut verträglich. Bei einem Drittel der Patienten kann vorübergehend *Übelkeit* auftreten oder die *Leberwerte* können vorübergehend erhöht sein. Meist klingen diese Nebenwirkungen wieder von allein ab, ohne dass die Therapie unterbrochen werden muss. Bei ca. 5–10% der Patienten können *Blutbildveränderungen* mit Abfall der Werte der weißen Blutkörperchen auftreten. Auch hier sind regelmäßige Kontrollen die beste Vorbeugung. Die schwerste Komplikation (sehr selten, weniger als 1%) ist eine akute, wahrscheinlich allergische *Lungenentzündung* (MTX-Pneumopathie). Diese macht sich durch plötzliche Luftnot bemerkbar, meist verbunden mit hohem Fieber und starkem Husten. Auch unter MTX dürfen keine Schwangerschaften entstehen. MTX kann auch zur Vorbeugung von Rückfällen im Anschluss an Endoxan eingesetzt werden (remisisonserhaltende Therapie), auch hier nur bei Patienten mit normaler Nierenfunktion.

Azathioprin (Imurek). Imurek kommt ebenfalls aus der Krebsbehandlung. Es ist in der antientzündlichen Wirksamkeit dem MTX gleichzusetzen. Imurek wurde in den eingangs erwähnten kontrollierten Therapiestudien zur Remissionserhaltung geprüft (CYCAZAREM-Studie). Es wurde gezeigt, dass der Übergang von Endoxan auf Imurek bereits nach 3 Monaten nicht zu vermehrten Rückfällen führt, im Vergleich zu einer über 12 Monate fortgesetzten Endoxantherapie. Imurek wird täglich als Tabletten eingenommen. Es gibt außerdem Erfahrungsbericht über eine hochdosierte

Imurekstoßtherapie alle 4 Wochen bei einigen Patienten mit Wegener-Granulomatose. Nebenwirkungen sind insgesamt selten, sie können den Magen-Darm-Bereich (*Übelkeit, Brechreiz*), das *Blutbild* und die *Leber* betreffen. Die Gefahr von schweren Blutbildveränderungen kann heute durch eine vorherige Testung erkannt werden. Durch einen einfachen Bluttest wird der Abbaustoffwechsel für Imurek getestet. *Imurek darf niemals mit Harnsäurespiegel senkenden Medikamenten (Allopurinol) gleichzeitig eingenommen werden, hier drohen schwerste Blutbildveränderungen!*

Leflunomid (Arava). Leflunomid ist seit 1999 in Deutschland als Basistherapie für die rheumatoide Arthritis zugelassen. Es ist wahrscheinlich gleich wirksam wie MTX. Es hat aber den Vorteil gegenüber MTX, dass es deutlich seltener Blutbildveränderungen verursacht, nur ausnahmsweise zu einem Absinken der Leukozytenzahlen führt, und – ganz entscheidend – es kann auch bei eingeschränkter Nierenfunktion gegeben werden. Neben der antientzündlichen Wirkung haben diese beiden Vorteile auch dazu geführt, dass es bei Vaskulitispatienten eingesetzt wird. Es wird meist im Anschluss an Endoxan zur Remissionserhaltung gegeben, wenn die Nierenfunktion nicht wieder ganz hergestellt werden konnte und sich daher MTX verbietet. Leflunomid greift gezielt entzündungsfördernde, aktive Zellen des Immunsystems an. Es wird als tägliche Tablettengabe verabreicht. Es ist in aller Regel gut verträglich. Am Beginn der Therapie kann es zu *Durchfall* kommen, selten *Übelkeit* und *Haarausfall*, außerdem müssen die *Leberwerte* unter Leflunomid regelmäßig kontrolliert werden. Unter Leflunomid dürfen keine Schwangerschaften auftreten, da es fruchtschädigend ist. Zu beachten ist weiterhin, dass Leflunomid auch nach Absetzen bis zu 2 Jahre im Körper verbleibt. Durch ein spezielles, medikamentöses „Auswaschverfahren" kann Leflunomid innerhalb weniger Tage aus dem Körper entfernt werden. Dieses Verfahren wendet man z. B. bei schwerwiegenden Nebenwirkungen an.

Cotrimoxazol (Bactrim, Cotrim). Cotrimoxazol gehört zu den am häufigsten angewandten Antibiotika bei herkömmlichen Luft-, Harnwegs- und Darminfektionen. In der Vaskulitisbehandlung hat es sich bei Frühformen der Wegener-Granulomatose bewährt, bei denen der Krankheitsprozess nur auf die Nase oder die Nasennebenhöhlen beschränkt ist. Warum gerade dieses Antibiotikum dabei wirkt, ist nicht bekannt (andere haben sich nicht als wirksam erwiesen). Es findet außerdem Anwendung als Rezidivprophylaxe. Nebenwirkungen sind selten (Übelkeit, geringer Abfall der Konzentration der weißen Blutkörperchen, bei vorgeschädigter Niere Funktionsverschlechterung).

❚ Was ist, wenn die Standardtherapie nicht hilft?

Weltweit arbeiten die Wissenschaftler an der Ursachenforschung bei der Vaskulitis. *Der* Krankheitsauslöser ist zwar noch nicht gefunden, man weiß aber heute schon sehr gut, welche Entzündungszellen des Immunsystems bei der Entstehung von Vaskulitiden beteiligt sind. Man kennt heute auch bestimmte Botenstoffe (Zytokine), die Informationen zwischen den Entzündungszellen austauschen und den krankhaften Entzündungsprozess aufrechterhalten bzw. immer wieder „anfeuern". Hier stehen heute verschiedene gentechnisch hergestellte Präparate zur Verfügung, die ganz gezielt diese Immunzellen (Anti-CD20-Therapie = Rituximab) oder Zytokine attackieren. Hier sind v. a. die *TNF-α-Blocker* zu nennen – Präparate, die ganz gezielt den Tumornekrosefaktor *α* neutralisieren (Etanercept = Enbrel, Infliximab = Remicade, Adalimumab = Humira). TNF-α spielt bei vielen Entzündungsprozessen, so auch bei der Vaskulitis, eine ganz zentrale Rolle als Ausgangspunkt für eine ganze Kaskade von entzündungsfördernden Prozessen. Ursprünglich kommen TNF-α-Blocker aus der Behandlung entzündlicher rheumatischer Krankheiten (rheumatoide Arthritis, Morbus Bechterew), dort haben sie ihre exzellente Wirkung in vielen Studien bewiesen. Da auch bei der Vaskulitis ein deutlich erhöhter Spiegel an TNF-α gefunden wurde, werden diese Medikamente momentan bei Vaskulitispatienten eingesetzt, bei denen trotz der Standardtherapie die Krankheit nicht in Remission zu bringen ist bzw. sogar noch fortschreitet. Dies trifft ungefähr auf 5–10% der Patienten zu. Das Problem dieser neuen Medikamtente ist die stark erhöhte Infektionsgefahr, besonderes Augenmerk ist dabei auf den Wiederausbruch einer früher durchgemachten Tuberkulose zu legen. Zudem sind diese Medikamente heute noch sehr teuer, die Jahreskosten können sich bis auf 30 000 € belaufen. Und natürgemäß gibt es keinerlei Langzeiterfahrungen. Aus diesem Grund sollte der Einsatz dieser Medikamente entsprechend erfahrenen Zentren vorbehalten bleiben. Einzelne Patienten profitieren von der Gabe von *Immunglobulinen.* Dies ist ein menschliches Blutprodukt aus vielen Antikörpern von gesunden Blutspendern, die ebenfalls das überschießend arbeitende Immunsystem bremsen sollen. Bei lebensbedrohlich erkrankten Patienten mit drohendem oder bereits eingetretenem Nierenversagen kann ein *Plasmaaustausch* (Plasmapherese) helfen. Dabei erfolgt mehrfach hintereinander eine Blutwäsche, bei der man die vermutlich krankmachenden Entzündungsstoffe aus dem Körper entfernt. Dieses Verfahren wurde ebenfalls in einer der kontrollierten europaweiten Therapiestudien geprüft (MEPEX-Studie). Dabei hat sich gezeigt, dass damit die Chance, dass die Nierenfunktion wieder hergestellt wird, im Vergleich zur Standardtherapie mit Endoxan plus hochdosierten Kortisonstößen höher ist.

▌ Was ist, wenn ich die Standardtherapie nicht vertrage?

Hier können bei einigen Patienten Medikamente aus der Transplantationsmedizin eingeseetzt werden (*Cyclosporin A* = Sandimmun, Mucophenolate Mofetil = Cellcept), die auch das Immunsystem dämpfen. Zudem hat sich der Einsatz eines künstlich hergestellten Botenstoffes (*Interferon*) bei Vaskulitisformen bewährt, die im Zuge einer Virushepatitis auftreten, oder auch bei Patienten mit Churg-Strauss-Syndrom.

▌ Was ist erreicht, und was bringt die Zukunft?

Die Behandlungsmöglichkeiten haben sich in den vergangenen Jahren entscheidend verbessert, die Auswahl der Medikamente ist heute wesentlich größer, bestimmte Therapieverfahren sind heute durch entsprechende Studien wissenschaftlich gut untermauert. Die Therapie wird heute für jeden Patienten „maßgeschneidert", je nach Ausdehnung, Schwere und Stadium der Erkrankung. Leichtere Formen können heute weniger aggressiv behandelt werden, schwere Verläufe müssen heute nur für kurze Zeit mit aggressiven Medikamenten, wie Endoxan, behandelt werden. Neue Medikamente können sehr viel gezielter in den Krankheitsprozess eingreifen; deren Stellenwert wird sich aber erst in Zukunft zeigen. Ein großer Teil der Patienten kann „mit Vaskulitis" wieder ein nahezu normales Leben führen, wieder in den Beruf zurückkehren, was noch vor wenigen Jahren kaum vorstellbar war. Dennoch kann man nicht zufrieden sein. Nach wie vor müssen viele Patienten, gerade junge Patienten, sehr aggressiv mit sehr nebenwirkungsträchtigen Medikamenten behandelt werden, und: Die meisten Patienten werden irgendwann wieder von der Krankheit durch Rückfälle eingeholt. Dies sind Probleme, die in Zukunft noch besser gelöst werden müssen. Die Chancen dafür sind gut, da sich gerade der europa- und weltweite Zusammenschluss aller Vaskulitiszentren – Bündelung aller Kräfte – als sehr effektiv erwiesen hat und in relativ kurzer Zeit zu wesentlichen Verbesserungen der Therapie geführt hat.

▌ Kann ich auch selbst etwas tun?

Neben bestimmten Verhaltensweisen bei ganz bestimmten Medikamenten (s. oben, s. Kap. 6) kann der Betroffene selbst die Krankheit und die Therapie günstig beeinflussen, z. B. durch eine gesunde Ernährung. Eine Einschränkung oder der Verzicht auf tierische Eiweiße (v. a. Fleisch) kann eine entzündungshemmende Wirkung im Körper haben. Es führt auf jeden Fall zu einer Entlastung der Niere. Statt Fleisch sollten reichlich Obst, frisches Gemüse und Fisch bevorzugt werden. Auch die Vitamine C und E und Fischölkapseln haben im Körper eine entzündungshemmende Wirkung. Zusätzliche gefäßschädigende Einflüsse sollten auf jeden Fall gemieden werden, z. B. das Rauchen. Ebenso führen Übergewicht und fettreiche Ernährung über eine Cholesterinerhöhung zu einer zusätzlichen Gefäßschädigung (s. auch Kap. 10).

■ Übersicht über Therapieverfahren zur Behandlung der Vaskulitiden eingeteilt nach Therapiezielen

Remissions-induktion	Klinik	Dosis/Anwendung	Kommentar
■ Trimethoprim/ Sulfamethoxazol	„Initialphase", nur WG	2×960 mg/Tag oral	
■ Methotrexat	Frühe Generalisa-tionsphase, nicht organ- oder lebensbedrohlich	0,3 mg/kg/Wo. i.v. 20–25 mg/Wo.	Nur einmal wöchent-lich anzuwenden! nicht bei Nierenfunk-tionseinschränkung (Krea > 1,5 mg/dl)
■ Cyclophosphamid („NIH-Standard") („Fauci-Schema")	Floride Generalisa-tionsphase	2 mg/kg/Tag oral	Einmalige morgend-liche Einnahme (+ Blasenschutz)
■ Cyclophosphamid-pulstherapie	Floride Generalisa-tionsphase	15–20 mg/kg i.v.	alle 3 Wochen
■ Plasmapherese + „Fauci-Schema"	Rapid progressive Glomerulonephritis (Nierenversagen)	40–60 ml/kg	In einer Dialyse-einheit, nur bei be-drohlichen Verläufen, alle 2–3 Tage für etwa 2 Wochen
Remissionserhaltung			
■ Trimethoprim/ Sulfamethoxazol	Voll-/Teilremission, nur WG	2×960 mg/Tag oral	Nicht bei fort-geschrittener Nierenfunktions-einschränkung
■ Methotrexat	Voll-/Teilremission	0,3 mg/kg/Wo. i.v.	s. oben
■ Azathioprin	Voll-/Teilremission	2 mg/kg/Tag oral	Niemals zusammen mit harnsäure-senkenden Medika-menten (Allopurinol)!
■ Leflunomid	Voll-/Teilremission	20–40 mg/Tag oral	
■ Cyclosporin A	Voll-/Teilremission	3–5 mg/kg/Tag oral	
■ Mycophenolat Mofetil	Voll-/Teilremission	2 g/Tag oral	

Remissions-induktion	Klinik	Dosis/Anwendung	Kommentar
Refraktäre Verläufe			
▌ i.v.-Immun-globuline	Refraktär	400 mg/kg i.v. an jeweils 5 aufeinander folgenden Tagen	
▌ Monoklonale AK: Anti-CD4 + Anti-CD52	Refraktär	sequenzielle Gabe i.v.	
▌ Antithymozyten-globulin	Refraktär	5 mg/kg i.v. für 10 Tage	Nur bei individuellen Indikationen
▌ TNF-α-Antago-nisten	Refraktär	Etanercept 25 mg 2× wöchentlich s.c. Infliximab zyklisch i.v. 3–5 mg/kg	
▌ Rituximab	Refraktär	Wöchentlich i.v. für 4 Wochen	

s.c. = Injektion unter die Haut (meist Bauchhaut)

i.v. = intravenös als Injektion oder Infusion

Plasmapherese = Spezielle Form der Blutwäsche zur Entfernung von Entzündungseiweißen

WG = Wegener-Granulomatose; Krea = Kreatininwert; Wo. = Woche; AK = Antikörper; TNF-α = Tumornekrosefaktor α

6 Warum immer wieder ärztliche Kontrollen?

Eva Reinhold-Keller

Vaskulitispatienten haben in der Regel bereits viele Wochen, manchmal auch Monate, in verschiedenen Kliniken verbracht. Besonders der erste Klinikaufenthalt bleibt natürlich sehr gut im Gedächtnis haften, und das nicht nur wegen der Schwere der Erkrankung. Die meisten Betroffenen erinnern sich noch recht gut an die anfänglichen Unsicherheiten bei der Findung der Diagnose „Vaskulitis", an die vielen, oft auch erfolglosen Behandlungsversuche, bis schließlich feststand, dass eine Vaskulitis vorliegt. Im Gegensatz zu anderen Krankheiten, z.B. eine Lungenentzündung, die nach kurzer Behandlung wieder komplett ausheilen und schnell wieder vergessen sind, muss die medikamentöse Behandlung der Vaskulitis nach Entlassung aus der Klinik fortgesetzt werden, oft über Monate, manchmal auch Jahre.

Die langdauernde Therapie, die mit Nebenwirkungen behaftet sein kann (s. Kap. 5), und die Gefahr des Wiederaufflackerns (Rezidiv) der Vaskulitis erfordern in bestimmten Abständen Kontrolluntersuchungen, sowohl durch den Betroffenen selbst als auch den Hausarzt und ein besonders mit Vaskulitispatienten vertrautes Zentrum. Da einige Therapienebenwirkungen und auch ein Rezidiv zunächst vom Patienten unbemerkt auftreten können oder zunächst nicht ohne weiteres voneinander unterscheidbar sind, sind Kontrollen auch dann notwendig, wenn der Betroffene sich wohlfühlt.

▌ Was muss ich selbst tun?

Abgesehen von der Einnahme der verordneten Medikamente – hier sollten Sie nie Änderungen ohne Absprache mit Ihrem Arzt vornehmen – liegen auch bestimmte Kontrollen der Krankheit und deren Behandlung in Ihren Händen. Dazu gehört z.B. für Patienten, die eine Nierenbeteiligung haben oder hatten, die Beobachtung von zugeführter Trinkmenge und Urinausscheidung. Sie sollten in etwa im Gleichgewicht sein. Manchmal wird eine ganz bestimmte Trinkmenge pro Tag vorgegeben. Etwas einfacher kann man dies auch durch tägliches Wiegen kontrollieren: Vorsicht bei Gewichtsschwankungen von mehr als 2 kg innerhalb weniger Tage! Manchmal ist auch eine spezielle Nierendiät nötig (eiweiß-und kaliumreduziert). Auch sollten Sie hin und wieder einen Blick auf die Farbe des Urins werfen. Blutiger Urin ist immer ein Zeichen, sofort zum Arzt zu gehen. Dies kann Zeichen einer Nierenentzündung sein oder während einer Endoxantherapie das Auftreten einer blutigen Blasenentzündung (hämorrhagische Zystitis) signalisieren. Da Beides ganz unterschiedliche Konsequenzen nach sich zieht – die Endoxantherapie fortführen, evtl. sogar verstärken oder aber unterbrechen – ist hier eine schnelle Klärung durch den Arzt nötig. Kleine Blutbeimengungen im Urin sind mit bloßem Auge nicht sichtbar, können aber bereits durch einen einfachen Urinstreifentest (einmal pro Woche) festgestellt werden. Weitere Alarmsignale, einen Arzt aufzusuchen, sind Fieber, „Erkältungsgefühl", Nachtschweiß, ungewollte Gewichtsabnahme und das Auftreten von rheumatischen Beschwerden (Gelenk- und Muskelschmerzen). Diese Symptome können sowohl das Wiederaufflackern der Krankheit bedeuten als auch Therapienebenwirkungen anzeigen, z.B. das Absinken der Konzentration der weißen Blutkörperchen (Leukozyten) während einer Endoxanbehandlung. Wie in Kap. 5 beschrieben, sind zur Vorbeugung von Medikamentennebenwirkungen (insbesondere bei Endoxan) teilweise mehrfach wöchentlich Blutkontrollen nötig. Zur besseren Übersicht werden die Ergebnisse vom Arzt oder von Ihnen in einen Therapiepass (Vaskulitispass) eingetragen. Bringen Sie den Pass zu allen Arztbesuchen und Krankenhausaufenthalten mit. Nur so kann langfristig auch das Anschlagen der Behandlung kontrolliert bzw. Nebenwirkungen der Behandlung frühzeitig erkannt werden.

▌ Was muss der Hausarzt tun?

In der Regel bekommt der Hausarzt vom Krankenhaus genaue Informationen über die Art der Vaskulitis, deren Behandlung und die dafür nötigen Kontrolluntersuchungen (meist Blut- und Urinuntersuchungen). Oft behandelt der Hausarzt nur einen einzigen Vaskulitispatienten in seiner Praxis, und naturgemäß tauchen auch bei ihm Fragen auf. Deshalb ist ein enger Kontakt zwischen Hausarzt und der behandelnden Klinik für den Patienten von enormer Wichtigkeit. Häufige Kontrollen sind v. a. während der täglichen Endoxanbehandlung nötig. Hier muss 2-mal, manchmal auch 3-mal pro Woche das Blutbild kontrolliert werden, um ein gefährliches Absinken der Konzentration der weißen Blutkörperchen (Leukozyten) zu vermeiden (s. Kap. 5). Noch ein Hinweis für Churg-Strauss-Patienten: bei Ihnen ist neben der Gesamtleukozytenzahl die Anzahl der Eosinophilen wichtig, eine Untergruppe der weißen Blutzellen. Sie sind ein Aktivitätsparameter und sollten nicht unter 700/µl betragen. Wenn bei Ihrer Krankheit Autoantikörper nachweisbar sind, z. B. ANCA, sind Kontrollen dieser Werte, z. B. alle 3 Monate, sinnvoll. Der Verlauf der Werte dieser ANCA, also das Ansteigen oder Abfallen des Titers (s. Kap. 4), spiegelt meist die momentane Ausprägung der Vaskulitis wider. Manchmal kann ein Ansteigen des ANCA-Titers einem drohenden Rezidiv (Rückfall) sogar vorauseilen. Wichtig ist, dass diese Spezialtests immer im gleichen Labor durchgeführt werden, da sonst die Werte untereinander nicht vergleichbar sind.

In bestimmten Abständen (wie oft, hängt von der Art und dem bisherigen Verlauf der Vaskulitis ab) muss natürlich das Ansprechen der Therapie kontrolliert werden. Dabei wird man sich in erster Linie auf die ursprünglich von der Vaskulitis betroffenen Organe konzentrieren und dort den Rückgang der Vaskulitis überprüfen. So muss z. B. bei Patienten mit Wegener-Granulomatose, bei denen fast immer Entzündungen im HNO-Gebiet im akuten Stadium bestanden, der HNO-Arzt in die Therapiekontrollen einbezogen werden. Bei früherer Entzündung des Nervensystems muss dieses vom Neurologen untersucht werden usw.

▌ Wann in die Klinik?

Natürlich müssen Sie bei einem Rezidiv der Vaskulitis in die Klinik oder dann, wenn schwerwiegende Komplikationen der Behandlung auftreten. Dazu gehört ein starker Abfall der Konzentration der weißen Blutkörperchen (Leukozyten), insbesondere wenn diese auf Werte unter 2000 abgesunken sind, oder wenn eine schwere Infektionskrankheit besteht. Bei Vaskulitispatienten, v. a. wenn sie mit Endoxan und Kortison behandelt werden, muss man damit rechnen, dass zunächst banal erscheinende Infekte („Erkältung") sehr viel schwerer verlaufen können als vielleicht bei gleichzeitig erkrankten Familienangehörigen. Auch können für Gesunde harmlose Bakterien oder Viren bei Vaskulitispatienten schwere Infektionen auslösen. Grund dafür ist, dass durch die Vaskulitis selbst und deren Behandlung die körpereigene Abwehr nur eingeschränkt funktioniert.

Viele Vaskulitispatienten können heute von Anfang an weniger aggressiv als noch vor einigen Jahren behandelt werden. Dies setzt jedoch voraus, dass bestimmte Kontrollen durch Patient und Arzt eingehalten werden, um rechtzeitig auf ein eventuelles Voranschreiten unter einer „weicheren" Therapie (z. B. Methotrexat) zu reagieren. Dabei ist es ratsam, dass neben dem Internisten weitere in dieser Materie erfahrene Fachärzte – wie HNO-Arzt, Augenarzt, Neurologe (s. Kap. 6) – immer wieder die Wirksamkeit der Behandlung in „ihrem" Bereich überprüfen oder mit ihren „feinen" Untersuchungstechniken ein Fortschreiten oder Wiederauftreten der Vaskulitis früh erkennen. Dies hat einzig zum Ziel, Sie vor bleibenden Schädigungen durch die Vaskulitis, aber auch durch die Therapie zu schützen.

> Die meisten Vaskulitisformen neigen zu Krankheitsrückfällen (Rezidiv)! Warnsignale dafür sind: Wiederauftreten von rheumatischen Beschwerden, allgemeines Krankheitsgefühl, Nachtschweiß, ungewollte Gewichtsabnahme.

7 Krankenpflege

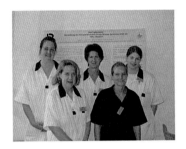

MARIANNE STROBEL
und das Pflegeteam
der Vaskulitisstation
Bad Bramstedt

Die Krankenpflege bedeutet eine individuelle, kompetente und menschliche Unterstützung eines erkrankten Menschen.

Sie soll ihm helfen, Beeinträchtigungen – wie körperliche Behinderung, Schmerzen und Hilflosigkeit – zu überwinden.

Die Erkrankung Vaskulitis stellt eine besondere Herausforderung dar, zum einen, weil es eine sehr seltene Krankheit ist und andererseits ist es eine chronische, in aller Regel lebenslange Erkrankung, und es ist eine medizinische Begleitung über Jahre hinweg erforderlich.

▌ Pflege im akuten Krankheitsstadium in der Klinik

Eine ganz wesentliche Rolle spielt die Pflege in der Akutsituation, z.B. bei Erstauftreten der Krankheit oder einem Krankheitsrückfall.

Pflege bei akuten „Organproblemen"

▌ Sehr häufig ist bei der Vaskulitis die Niere mitbetroffen, z.T. ist die Funktion sehr stark eingeschränkt, mit der Gefahr der fehlenden Entgiftung des Körpers. Hier sind folgende Dinge wichtig: Flüssigkeitsein- und Ausfuhr messen (dies muss etwa im Gleichgewicht sein), tägliches Wiegen, eiweiß- und kaliumarme Ernährung. Eiweiß stellt eine Belastung für die erkrankte Niere dar, deshalb muss bei eingeschränkter Nierenfunktion die Eiweißzufuhr mit der Nahrung auf 0,5–1,0 mg pro kg Körpergewicht reduziert werden. Besonders viel Kalium ist in Früchten wie Bananen enthalten. Bitten Sie Ihre Angehörigen, in dieser Situation keine Früchte mitzubringen.

▌ Pflege bei schwerer Lungenbeteiligung: Wir versuchen, mit Atemgymnastik die Atmung zu verbessern; Inhalieren und Streichmassagen erleichtern das Abhusten von Schleim. Es ist außerdem nötig, dass regelmäßig Ihre Sauerstoffaufnahme und der Sauerstoffgehalt im Blut kontrolliert werden und Ihre Atemfunktion überwacht wird.

▌ Bei Beteiligung des Nervensystems ist es ganz wichtig, durch entsprechende Lagerung bleibende Fehlstellungen zu vermeiden, wie z. B. Spitzfuß oder Fallhand, die später nur schwer wieder zu beheben sind.

▌ Durch die Krankheit, das Liegen und z.T. durch die Therapie sind Vaskulitispatienten im Akutstadium stark thrombosegefährdet. Gemeinsam mit den Physiotherapeuten werden wir Ihnen Übungen zeigen, die Sie mehrfach täglich durchführen müssen. Hier gilt es, immer wieder die Muskelpumpe anzuspannen, was schwierig sein kann, wenn gleichzeitig Nerven der Beine mit beteiligt sind. Zusätzlich werden Sie zur Thrombosevorbeugung eine Heparinspritze unter die Bauchhaut bekommen.

▌ Eine Vaskulitis der Haut kann sich z.T. mit großen offenen Stellen zeigen, meist an den Beinen. Hier ist die tägliche Wundpflege ganz wichtig, da unter der Therapie die Gefahr der Infektion dieser offenen Wunden besteht.

▌ Meist sind am Anfang viele Untersuchungen nötig, z.T. bei vielen verschiedenen Fachärzten, da fast alle Organsysteme von der Vaskulitis betroffen sein können. Gerade im Akutstadium, wenn Sie sich sehr krank fühlen, kann das sehr anstrengend für Sie sein, aber es ist ganz wichtig, für die richtige Therapie festzustellen, wo überall Vaskulitiszeichen zu finden sind. Neben den Ärzten, werden wir Sie vorher über jede Untersuchung informieren. Teilweise finden die Untersuchungen auch außerhalb der Klinik statt, weil dort besonders erfahrene Fachärzte in Sachen Vaskulitis zu finden sind. UND: Sie fahren meist mit anderen Patienten zusammen.

▌ Gerade im Akutstadium müssen Sie oft eine Vielzahl von Medikamenten einnehmen. Manche davon sind auch zur Vorbeugung von Nebenwirkungen unter der Therapie mit anderen Medikamenten nötig, z. B. der Schutz vor Infektionen und Osteoporose unter Kortison oder Blasenschutz unter Cyclophosphamid. Dieser

Blasenschutz – Uromitexan oder Mesna – schmeckt recht bitter. Hier gibt es einige „Tricks", z. B. das Auflösen in Kakao oder Orangensaft. Dieser Blasenschutz ist aber besonders wichtig um einer blutigen Harnblasenentzündung (hämorrhagische Zystitis) unter Cyclophosphamid vorzubeugen. Eine besondere Gefahr dieser Blasenentzündung besteht darin, dass später daraus Blasenkrebs entstehen kann.

▌ Das Kortison spielt in der Akutbehandlung der Vaskulitis eine besondere Rolle. Es ist das am schnellsten wirksame antientzündliche und immunsuppressive Medikament. Anfänglich wird es in hohen Dosen gegeben, um eine rasche Besserung zu erzielen. Da es aber über längere Zeit in hoher Dosis zu schweren Nebenwirkungen führen kann, gibt man meist von Anfang an ein weiteres Immunsuppressivum mit dazu, z. B. Cyclophosphamid. Das Ziel ist, auf Dauer Kortison einzusparen, aber oft wäre Kortison auch allein nicht ausreichend wirksam, z. B. bei Nierenbeteiligung. Vielen der gefürchteten Kortisonnebenwirkungen kann man wirksam vorbeugen (s. Kapitel „Therapie"). Sowohl in der Akutphase als auch später zu Hause ist eine der schwersten Cyclophosphamidnebenwirkungen der Abfall der Konzentration der weißen Blutkörperchen (Leukozyten). Bei Leukozytenzahlen unter $2000/\mu l$ besteht eine besonders hohe Infektionsgefahr. Es kann sein, dass Sie dann zum eigenen Schutz isoliert werden müssen, bis die Zahl der weißen Blutkörperchen wieder ansteigt. Sie müssen dann mit allen Mitteln vor Infektionen geschützt werden, da Ihre Abwehr zu stark geschwächt ist, um Infektionen zu bekämpfen. Sie müssen dann allein liegen, der Kontakt zu anderen Menschen muss auf das Notwendigste reduziert werden. Darum sollte auch nur vereinzelt Besuch empfangen werden, unter der Voraussetzung, dass der Besucher selbst aktuell keine ansteckende Erkrankung hat. Das Personal trägt Schutzkleidung, wie Haube, Mundschutz, Schutzkittel und Handschuhe. Vor dem Betreten des Zimmers erfolgt eine Handdesinfektion, damit der Patient im Zimmer vor Keimen geschützt wird, die für einen gesunden Menschen nicht gefährlich sind, aber bei einem Patienten mit Leukopenie (Leukozytenzahlenabfall unter Normalwert) eine schwere Infektion hervorrufen könnte. In der Überwachungseinheit sind Pflanzen und Blumen

„tabu", da eine zusätzliche Pilzinfektion ausgelöst werden könnte. Deshalb sind auch Topfpflanzen in einem Krankenhaus grundsätzlich verboten. Für Pilzinfektionen sind Patienten mit gestörter Abwehrkraft (Immunsuppression) oder auch bei Abfall der Leukozytenzahlen besonders gefährdet. Deshalb ist hier Vorsicht geboten. Bei leichter Leukopenie (Leukozytenzahlen zwischen 3000 und 4000) sollte der Patient große Menschenmassen meiden; falls dies einmal unumgänglich ist, hilft ein Mundschutz. Der sollte jedoch regelmäßig gewechselt werden. In der Regel erholen sich die Leukozytenzahlen innerhalb weniger Tage von selbst. Manchmal muss allerdings mit einem Medikament nachgeholfen werden, was die Leukozytennachbildung beschleunigt.

Was ist für zu Hause wichtig? Da die Vaskulitis eine chronische Krankheit ist, die nach einem stationären Aufenthalt, im Gegensatz zu anderen Krankheiten, nicht komplett ausgeheilt ist bzw. immer wiederkommen kann, wollen wir Ihnen helfen, und zwar bei der Handhabung, der Akzeptanz, des Erkennens der Krankheitszeichen sowie dem Umgang mit der medikamentösen Behandlung.

So werden Sie in der Regel eine Vielzahl von Medikamenten zu Hause weiter einnehmen müssen. In aller Regel müssen Sie Kortison zu Hause weiternehmen, natürlich in deutlich geringerer Dosis als zu Beginn.

Was ist bei der Kortisoneinnahme wichtig? Nie mehr oder weniger einnehmen als verordnet, nie plötzlich absetzen. Das Kortison ist ein Hormon, das der Körper selbst in der Nebennierenrinde produziert, den „Löwenanteil" der Tagesmenge zwischen 6 Uhr und 8 Uhr morgens, deshalb sollte das Medikament auch früh morgens eingenommen werden. Es ist daher von Vorteil, die Kortisontabletten abends schon auf dem Nachtschrank bereitzustellen und beim ersten Aufwachen das Medikament einzunehmen, je nach Geschmack in Verbindung mit einem Keks oder Zwieback, damit gewährleistet ist, dass das Kortison nicht auf nüchternen Magen geschluckt werden muss, was manchen Menschen Probleme bereitet.

Das Kortison darf nicht plötzlich abgesetzt und auch nicht nach Bedarf eingenommen werden, weil das die körpereigene Produktion durcheinander bringt und auch die Gefahr eines Rückfalls in sich birgt. Es sollte unter ärztlicher Aufsicht in kleinen Schritten reduziert werden. Achten sie dabei auf die genaue Milligrammzahl. Wichtig: 1 mg eines Präparats entspricht nicht immer der Wirkung von 1 mg eines anderen Kortisonpräparats.

Achten Sie auf eine salzarme und kalziumreiche Ernährung, um eine Gewichtszunahme (Wassereinlagerung) unter Kortison zu vermeiden. Sie selbst sollten sich täglich unter gleichen Bedingungen wiegen, damit Sie eine Gewichtszunahme früh erkennen. Es sollte sparsam mit Zucker umgegangen werden, da Kortison einen Diabetes mellitus (Zuckerkrankheit) fördern kann. Blutzucker bitte in Abständen kontrollieren lassen! Der Blutdruck sollte auch regelmäßig kontrolliert werden. Kortison kann Blutdruckerhöhungen verursachen, aber auch andere Medikamente (Cyclosporin A, Leflunomid). Bei bestehendem Bluthochdruck, der vielleicht noch mit Medikamenten behandelt wird, natürlich täglich messen.

Erforderlich sind auch regelmäßige Kontrollen beim Augenarzt (halbjährlich bis jährlich), um einem grünen oder grauen Star vorzubeugen bzw. rechtzeitig zu erkennen und zu behandeln.

Aufgrund der Vaskulitiserkrankung selbst und der Behandlung (Kortison und meist noch andere Immunsuppressiva, wie z.B. Endoxan) sind Sie sehr stark infektionsanfällig, deshalb sollten Sie große Menschenansammlungen meiden sowie Menschen, die zurzeit an einem Infekt leiden.

Was ist bei Cyclophosphamid (Endoxan) wichtig? Unter Endoxan sind bestimmte Maßnahmen nötig, um die Nebenwirkungen so gering wie möglich zu halten. Unter der täglichen Endoxantabletteneinnahme muss das Blutbild häufig kontrolliert werden, manchmal 2- bis 3-mal pro Woche, damit ein Abfall der Leukozytenzahlen (weiße Blutkörperchen) rechtzeitig erkannt wird, denn meist bahnt er sich allmählich durch kontinuierlichen Rückgang an. Bei 4000–9000/µl befindet sich der normale Wert. Bei Werten unter 4000/µl ist eine Dosisreduktion oder auch eine Pause nötig, aber immer in Absprache mit Ihrem Arzt. Sie bekommen begleitend zum Endoxan einen Blasenschutz, das Uromitexan (Mesna). Uromitexan soll verhindern, dass die Abbaustoffe vom Endoxan die Blasenschleimhaut schädigen, eine der Hauptgefahren der Endoxantherapie (blutige Harnblasenentzündung).

Das Endoxan sollte auch ausschließlich morgens eingenommen werden, damit die Abbauprodukte über den Tag noch ausgeschieden werden können. Uromitexan wird meist in gleicher Dosis wie das Endoxan, aber verteilt über den Tag, eingenommen. Also: Endoxan nur morgens einnehmen, Uromitexan über den Tag verteilt.

Das Haar kann unter der Therapie sehr dünn werden oder auch zum Teil ausfallen, was aber nach Beendigung der Therapie wieder rückläufig ist, bzw. kräftig nachwächst.

Unter den allermeisten Therapien dürfen keine Kinder gezeugt werden, da viele Medikamente stark fruchtschädigend sind. Zudem ist es möglich, dass man durch die Therapie unfruchtbar wird, deshalb suchen Sie rechtzeitig das Gespräch zu einem vertrauten Arzt, der vielleicht schon im Vorfeld beraten kann. Nach Beendigung der Therapien sollte ein ausreichend langes therapiefreies Intervall vor einer geplanten Schwangerschaft eingehalten werden, dies ist von Medikament zu Medikament unterschiedlich. Außerdem sollte vorher eine humangenetische Untersuchung erfolgen. Wir kennen durchaus Patientinnen, die danach gesunde Kinder zur Welt gebracht haben. Leider kann, gerade bei Frauen über 30, auch nach Beendigung der Therapie die Regel und damit die Fruchtbarkeit auf Dauer ausbleiben.

Endoxan kann auch alle 2–4 Wochen als sog. Stoß mit einer höheren Dosis gegeben werden. Dies erfolgt meist in der Klinik. Diese Patienten erhalten an dem Tag eine halbe Stunde vor der Gabe ein Medikament gegen Übelkeit, da das Endoxan in einer größeren Dosis verabreicht wird als bei der täglichen Einnahme. Eine halbe Stunde später werden dem Patienten ein Kortisonstoß von 100 mg und das Blasenschutzmittel Uromitexan gespritzt, dann die Infusion gegeben. Vier und 8 Stunden nachdem die Infusion angehängt wurde, erhält der Patient nochmals Uromitexan, um die Blase an dem Tag zu schützen. Trotzdem sollten an dem Tag 2–3 Liter getrunken werden. Am 8., 10. und 12. Tag nach dem Stoß müssen Blutbildkontrollen gemacht werden, weil diese Tage erfahrungsgemäß die gefährdeten Tage für den Leukozytenzahlenabfall sind. Meist werden 6 Stöße gegeben.

Zur Therapieüberwachung empfiehlt sich ein Therapiepass, in dem der Patient mit dem Arzt z. B. alle wichtigen Laborwerte einträgt und der zu Hause weitergeführt werden sollte, um alle Informationen kurz und gebündelt bei sich zu tragen, wie z. B. um welche Vaskulitisform es sich handelt, wie die Blutwerte sind und welche Behandlungsform zurzeit durchgeführt wird. Dies ist für alle Arzt- und Klinikbesuche hilfreich.

Was ist sonst noch wichtig für zu Hause?

▮ **Nasenpflege.** Einige Vaskulitisarten beziehen den Hals-Nasen-Ohren-Trakt mit ein, z. B. die Wegener-Granulomatose oder das Churg-Strauss-Syndrom. Hier ist es wichtig, auf eine gute Nasenpflege zu achten. Die Patienten klagen oft über Borken, diese müssen regelmäßig gelöst werden, und die Schleimhaut muss geschmeidig gehalten werden, um so den Eintritt von Keimen zu verhindern. Dies geschieht meist mit einem einfachen Kochsalzspray und einer pflegenden, weichen Nasensalbe. Wenn bei einem Nasenabstrich in der Nase Keime gefunden werden (meist Staphylokokken), kann dies eine erneute Krankheitsaktivität in der Nase begünstigen. Deshalb wird zur Behandlung eine antibiotische Nasensalbe (Turixin) über 7 Tage im Monat verabreicht, um die Keime zu eliminieren. Wenn ein erneuter Nasenabstrich positiv ist, wird nach 3 Wochen Pause die Therapie wiederholt, bis der Keim nicht mehr nachgewiesen wird.

▮ **Überwachung der Niere.** Patienten mit einer Nierenbeteiligung oder auch Patienten, die Endoxan einnehmen müssen, sollten ihren Urin mittels Urinstreifen aus der Apotheke selbst in Abständen kontrollieren, z. B. einmal wöchentlich. Damit kann man rote Blutkörperchen oder Eiweiß nachweisen, die mit bloßem Auge nicht sichtbar sind, aber auf eine Entzündung hinweisen; dann bitte umgehend zum Arzt gehen. Es kann genauso bedeuten, dass eine blutige Harnblasenentzündung unter Endoxan entstanden ist, dann wäre die Fortsetzung der Endoxantherapie unter Umständen gefährlich.

Außerdem sollten Patienten mit Nierenbeteiligung auf ihre Ernährung achten, d. h. es sollte eine eiweißarme und kaliumarme Kost bevorzugt werden. WEIL: Eiweißzufuhr bedeutet eine Mehrbelastung der Niere. Außerdem: Wiegen, Flüssigkeitsein- und Ausfuhr messen, auf Wassereinlagerung achten (diese macht sich meist zuerst an den Unterschenkeln bemerkbar).

Wann müssen Sie sofort zum Arzt oder ins Krankenhaus? Was kann gefährlich sein, was können Zeichen von Therapienebenwirkungen sein, was kann auf ein drohendes Rezidiv hindeuten, was ist wann zu tun?

Dies sind Situationen, in denen Sie sofort Ihren Hausarzt aufsuchen müssen.

▮ Fieber
▮ Leukozytenzahlenabfall unter 2000/µl: ins Krankenhaus
▮ Neu-/Wiederauftreten von rheumatischen Beschwerden, das „rote Auge"
▮ Nachtschweiß
▮ plötzliche Wassereinlagerungen
▮ unerklärliche Gewichtszunahme innerhalb kurzer Zeit
▮ Urinverfärbung, besonders blutiger Urin.

▮ Was ist uns noch wichtig?

Viele Patienten haben bereits einen längeren Leidensweg hinter sich, bis die Diagnose Vaskulitis gestellt wurde. Oftmals wird der Patient nicht mehr ernst genommen, weil keine Diagnose gefunden werden konnte. Da die Erkrankung auf den ersten Blick äußerlich nicht immer sichtbar ist, findet man nicht überall Verständnis und Akzeptanz.

Auf der Vaskulitisstation bekommt man dann schnell Kontakt zu anderen „Leidensgenossen". Es hilft sehr, sich mit Patienten zu unterhalten, die etwas Ähnliches erlebt haben und mit der Erkrankung schon vertraut sind. Es entsteht eine Solidarität, die sehr hilfreich ist, wenn es um Verständnis und eigene Erfahrung geht, mit denen man sich gegenseitig helfen kann. Hieraus ist die Vaskulitisselbsthilfegruppe entstanden, mit vielen regionalen Gruppen.

Besondere Bedeutung hat die Patientenschulung für Vaskulitispatienten, da sie häufig zu Hause sowie bei Familie, Freunden und auch bei ihrem Hausarzt auf nur geringe Kenntnisse zu Vaskulitis stoßen, deshalb muss der Vaskulitispatient selbst gut Bescheid wissen.

Also, Sie sind auf keinen Fall allein!

8 Patientenschulung und seelische Gesundheit

MARION GASE-BASTIANS, KAREN HERLYN
und JÜRGEN HÖDER

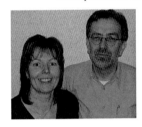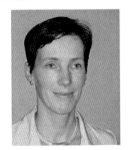

Ernsthafte Krankheiten führen zu seelischen Belastungen. Das gilt auch für die Vaskulitis. Viele Betroffene haben vorher nie etwas von dieser Krankheit gehört, sie sind unsicher und verwirrt. Die vielen medizinischen Untersuchungen erleben sie als unangenehm und beängstigend. Fragen bedrängen sie: Wie wird die Krankheit weiter verlaufen? Wird die Therapie helfen? Was muss ich erleiden? Wie kann ich mit meiner verminderten Leistungsfähigkeit zurechtkommen? Es ist mehr als verständlich, dass etwa 25% der Betroffenen zeitweise unter psychischen Schwierigkeiten und Störungen leiden, deprimiert sind, mit Ängsten an die Zukunft denken oder häufiger mal wütend oder reizbar reagieren. Außerdem: Bei Entzündungen werden im Körper vermehrt Stoffe produziert (sog. Botenstoffe oder Zytokine), die direkt auf das Gehirn wirken und zu depressiven Verstimmungen führen können.

Umgekehrt gilt: Seelische Belastungen beeinflussen den Verlauf vieler Erkrankungen ungünstig. Für einzelne rheumatische Erkrankungen ist das bereits nachgewiesen, und das gilt vermutlich auch für die Vaskulitis. Nerven-, Hormon- und Immunsystem arbeiten nicht unabhängig voneinander, sondern beeinflussen sich gegenseitig. Starker oder anhaltender Stress kann zu mehr Entzündung führen. Das heißt nicht, dass psychische Störungen die Krankheit verursachen, sie können sie aber verschlimmern. Was hilft dabei, trotz körperlicher Beschwerden seelisch gesund zu bleiben?

▮ Gespräche

Belastende Gefühle vermindern sich, wenn wir sie in Worte fassen. Partner, Freunde oder andere Erkrankte, die zuhören und unsere Gefühle ernst nehmen, sind seelische Kraftquellen. Wir fühlen uns nach einem guten Gespräch erleichtert und ermutigt. Uns wird klarer, wie wir künftig handeln wollen.

▮ Entspannung

Regelmäßige tiefe körperlich-geistige Entspannung führt zu innerer Ruhe, zu Gelassenheit und einer optimistischeren Sichtweise. Viele Vorgänge im Körper verbessern sich im Sinne einer Erholung oder Regulierung. Wir fühlen uns wohler in unserem Körper. Es ist eine wunderbar angenehme Erfahrung. Möglicherweise werden auch Entzündungsprozesse und die Abwehrfähigkeit des Körpers günstig beeinflusst. Es gibt mehrere bewährte Entspannungsmethoden. Am bekanntesten sind die progressive Muskelentspannung und das autogene Training. Viele Volkshochschulen, Krankenkassen, Sportvereine oder Rehabilitationskliniken bieten diese Methoden an.

▮ Hilfreiche Gedanken suchen und pflegen

Was wir denken, bestimmt entscheidend darüber mit, wie wir uns fühlen. Vermeiden Sie Grübeln und Katastrophendenken, und suchen Sie nach Gedanken, die Ihnen helfen, sich mit der Krankheit gut zu fühlen, und rufen Sie sich diese Gedanken häufig ins Bewusstsein. Beispiel: „Ich sehe Krankheit als eine Aufgabe, die das Leben mir stellt. Sie ist kein Schicksalsschlag, sondern ein normaler Teil des Lebens. Schließlich ist jeder Mensch von Krankheiten betroffen. Es ist nichts Besonderes. Außerdem: Ich weiß, ich kann etwas tun, um mich wohler zu fühlen. Ich bin kein hilfloses Opfer, ich kontrolliere das Geschehen mit." Haben Sie schon einmal darüber nachgedacht, ob sich in Ihrem Leben durch die Erkrankung – neben den leidvollen Auswirkungen – vielleicht auch einiges zum Positiven gewandelt hat?

▮ Ablenkung

Wenn wir uns mit etwas beschäftigen, das unsere ganze Aufmerksamkeit erfordert, dann können wir alles um uns herum für eine Zeit vergessen – Sorgen, Ängste, körperliche Beschwerden, ja selbst Schmerzen sind gelindert. So können wir uns oft Erholungspausen von psychischen Belastungen und körperlichen Leiden schaffen. Besonders geeignet sind Hobbys, Arbeiten oder andere Tätigkeiten, bei denen wir uns konzentrieren müssen und die körperliches Geschick erfordern, die wir aber beherrschen und die uns nicht überfordern.

▮ Genießen

Genussvolle Sinneserfahrungen sind ein gutes Gegengewicht zu Beschwerden und Sorgen. Bewusstes Betrachten der Sterne, der untergehenden Sonne, einer reizvollen Landschaft oder eines gemalten Bildes, Hören von Musik, die unser Herz berührt, Spüren des Windes, der Sonne oder von Regentropfen auf der Haut, Berühren eines Steines oder Baumes, ein warmes Bad nehmen, streicheln und gestreichelt werden, an Blumen riechen, uns am Geschmack des Essens erfreuen – es gibt viele Möglichkeiten, unseren Körper als eine Quelle der Freude zu erleben, auch wenn er krank ist.

▮ Vaskulitispatienten sollten geschult sein

Für eine Reihe von chronischen Erkrankungen (u. a. Diabetes mellitus, Asthma bronchiale, das klassische Gelenkrheuma und den systemischen Lupus erythematodes) konnte in wissenschaftlichen Untersuchungen gezeigt werden, dass eine Schulung von Patienten zu einer Besserung des Krankheitsbildes, einer Minderung von Therapienebenwirkungen, einem schnelleren Erkennen von Krankheitszeichen und einem Anstieg der gesundheitsbezogenen Lebensqualität führt. Zu den Zielen der Schulung gehört, der Patientin/dem Patienten Strategien und Wege zu vermitteln, gesundheitsförderndes Verhalten, Fähigkeiten und Wissen so einzusetzen, dass durch Selbstbeobachtung, Verhaltensänderungen und Management in Krisensituationen eine positive Beeinflussung des Krankheitsverlaufs möglich wird. Durch das Programm können Patienten lernen, die Qualität ihrer Behandlung einzuschätzen und eine wichtige Position in der Behandlung einnehmen. Gerade bei seltenen Erkrankungen ist es wichtig, dass der Patient über seine Krankheit, Medikamente, die eingesetzt werden, und möglicherweise auftretende Nebenwirkungen informiert ist. Denn bei seltenen Erkrankungen bestehen naturgemäß auch bei vielen Ärzten große Unsicherheiten. Häufig ist ein Patient der einzige in seinem Umkreis oder auch bei seinem betreuenden Hausarzt mit einer Vaskulitis.

(Die wichtigsten Inhalte des Schulungsprogramms finden sich im Anhang.)

▌ Krankheitsbewältigung – ein immerwährender Prozess

Niemand wird sofort mit einer ernsthaften Erkrankung fertig. Oft vergehen Monate, bis Menschen sich mit der neuen Situation abfinden. Und oft kommt es zu seelischen Rückschlägen, insbesondere wenn sich die Krankheit verschlimmert. Halten Sie sich nicht für schwach, wenn auch Sie immer wieder einmal in eine Krise geraten sollten. Die Bewältigung einer Krankheit ist nie völlig abgeschlossen, sie ist ein immerwährendes Bemühen. Oft geht es darum, allmählich neue Ziele und Lebensinhalte zu finden. Dabei ist alles, was Ihre Zufriedenheit fördert und Stress vermindert, besonders hilfreich.

Wenn Sie einmal glauben, dass es zu schwer für Sie ist, scheuen Sie sich nicht, professionelle Hilfe eines Psychologen in Anspruch zu nehmen. Zwar müssen Sie es selbst schaffen, mit der Krankheit fertig zu werden, aber Sie müssen es nicht allein schaffen.

Vor diesem Hintergrund wurde am Vaskulitiszentrum Lübeck/Bad Bramstedt in einem Team aus Ärzten, Psychologen, Schwestern, Krankengymnasten und Ernährungsberatern ein Schulungsprogramm für Vaskulitispatienten entwickelt. Dieses Programm besteht aus 5 Modulen, in denen einzelne Themenbereiche besprochen werden. Es basiert auf den Empfehlungen der „Kommission Patientenschulung" der „Deutschen Gesellschaft für Rheumatologie".

Tabelle 1. Schulungsprogramm Vaskulitiszentrum Lübeck/Bad Bramstedt

▐ Montag	14.30	Diät – Ernährung hilft Medikamente einzusparen *Teil 1:* Bei entzündlichen System-erkrankungen *Teil 2:* Kortison-Probleme – Hilfe durch Ernährung	(Ernährungs-beraterin)
▐ Dienstag	14.30	Seelisch gesund bleiben: Psychologisches Training Strategien der Krankheitsbewältigung	(Psycholo-gen)
▐ Mittwoch	14.30	Fitness für Jedermann – Medizinische Trainingstherapie *Teil 1:* Spezielle KG bei entzündlichen Systemerkrankungen (Atem-gymnastik, Thromboseprophylaxe, KG bei Polyneuropathie usw.) *Teil 2:* Allgemeines Konditionstraining, Osteoporosegymnastik, Rückenschule	(Sportlehrer)
▐ Donnerstag	14.30	Praxis-Training für die Zeit zu Hause *Teil 1:* Self-Monitoring Was tun bei Fieber? Frühzeichen eines Rezidivs? *Teil 2:* Überwachungsprogramm verschiedener Therapieformen, Vaskulitis-Pass	(Stations-schwestern)
▐ Freitag	14.30	Vaskulitis-Seminar *Teil 1:* Vaskulitis-Arten, Manifestation an verschiedenen Organen *Teil 2:* Therapie, Nebenwirkungen und deren Vorbeugung	(Stations-ärzte)

9 Betroffene helfen sich gegenseitig

HELGA NAUJOKS und PETER ZELEWSKI

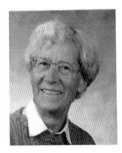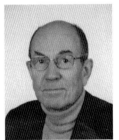

Als in der Rheumaklinik Bad Bramstedt im Jahr 1994 auf Anregung von einigen Ärzten und Vaskulitispatienten die Vaskulitispatienten-selbsthilfegruppe (VPS) gegründet wurde, waren die Aufgaben und Zielsetzungen klar: Einerseits sollte Aufklärungsarbeit für diejenigen unter den Ärzten geleistet werden, die von Vaskulitis noch wenig oder fast nichts gehört hatten; denn fast alle an dieser Gefäßentzündung Leidenden hatten die bittere Erfahrung gemacht, dass ein sehr langer Weg von Arzt zu Arzt durchschritten werden musste, bis die richtige Diagnose gestellt wurde, und es sollte andererseits eine Anlaufstelle für Patienten geschaffen werden, die sich selbst bei optimaler medizinischer Versorgung mit vielen im Alltag auftauchenden Problemen allein gelassen fühlten.

Im Herbst 1997 erkrankte ich, Helga Naujoks, an einer Vaskulitis und kam durch einen Zufall direkt nach Bad Bramstedt auf die Station, in der vor allem Vaskulitispatienten behandelt wurden. Während meines Aufenthaltes fand dort die 3. bundesweite Informationsveranstaltung der VPS statt, und die erste Auflage dieses Buches erschien. Außerdem konnte ich an den Patientenschulungen teilnehmen, sodass ich mit Informationen überschüttet wurde. Bei allen auftauchenden Fragen fand ich bei den dortigen Ärzten offene Ohren. Vielen Patienten gegenüber, die ich kennenlernte, konnte ich meine Ängste aussprechen, und sie berichteten über ihre z. T. jahrelangen Erfahrungen mit ihrer Erkrankung.

So war ich behütet bis zum Tag meiner Entlassung, der einem Kopfsprung in unbekanntes Gewässer entsprach. Eben noch war die Erkrankung Vaskulitis in meiner Umgebung in aller Munde gewesen, und plötzlich war sie die „Stecknadel im Heuhaufen", die keiner der mich an meinem Wohnort behandelnden Ärzte jemals bei einem Patienten gesehen hatte. Nach 6 Wochen Krankenhausaufenthalt in der Geborgenheit bei Ärzten, Schwestern und Betroffenen war ich zum ersten Mal mit allen Problemen des Alltags auf mich allein gestellt.

Im Kreis meiner Freunde wurde bald bewundert, wie schnell ich mich erholte. Denn als Folge hochdosierter Kortisongaben rundete sich mein Gesicht, und meine Falten schwanden. Ich klagte nie, wie alle immer wieder erwarteten, über rheumatische Schmerzen, weil ich keine hatte. Es war nicht begreiflich zu machen, dass ich trotzdem mit einer schweren Krankheit zu leben hatte, die nur mit Kortison und Endoxan in Schach zu halten war und dass ich immer und immer wieder „Urlaub" bei den fachkundigen Ärzten in Bad Bramstedt machen musste.

Mit meiner Vaskulitis völlig allein gelassen, merkte ich schnell, dass ich die Alltagsbewältigung nicht allein schaffte. Bei der Suche nach einer Selbsthilfegruppe geriet ich an den Arbeitskreis der VPS, wurde bald in ihn aufgenommen und übernahm die Aufgaben der Schriftführerin. Meine Adresse wurde in der Zeitschrift „mobil" der „Deutschen Rheuma-Liga" veröffentlicht, und damit begann für mich ein neuer Abschnitt meines Krankseins.

Ich war zwar krank, fühlte mich aber sehr stark; denn ich konnte und kann bis heute, wie alle Ansprechpartner in diesem Arbeitskreis, den um Hilfe bittenden Patienten Ratschläge geben, ihnen Mut machen und ihnen von selbst Erlebtem berichten und auch zuhören, sodass ein Erfahrungsaustausch stattfindet, von dem beide Seiten profitieren.

Einige der sich immer wiederholenden Fragen an uns sind z. B.: Wo finde ich kompetente Ärzte? Wie schaffe ich es, dass mich mein Hausarzt in ein Krankenhaus mit spezialisierten Ärzten einweist oder sich wenigstens für die Krankheit Vaskulitis beschäftigt? Wie kann meine Krankenkasse von dieser Notwendigkeit überzeugt werden, in eine Spezialklinik zu gelangen? Gibt es Erfahrungen mit Therapien, Therapeuten, Hilfsmitteln? Welche Erfahrungen haben Sie oder andere mit Medikament X, mit alternativer Medizin, mit Berufstätigkeit, mit der eigenen Familie, mit der Umstellung der Ernährung gemacht? Wie kann ich bei Behörden erfolgreicher meine Probleme klarmachen, um von dort evtl. Hilfe zu bekommen?

Aus vielen Gesprächen war zu entnehmen, dass die Vaskulitis, wie andere chronische Krankheiten auch, oft nicht nur das gesamte Leben eines Betroffenen verändert, sondern dass sich die körperlichen und seelischen Befindlichkeiten auf die ganze Familie und das Umfeld auswirken können, sodass ein Erkrankter leicht in eine Isolation gerät, aus der er nur schwer ohne Hilfe herausfinden kann.

Bei manchen Fragen können wir auf unsere eigenen Erfahrungen oder auf die anderer zurückgreifen, weil wir durch den ständigen Zuwachs an Informationen kompetenter werden; für alle medizinischen Probleme aber, wie z.B. Diagnostik und Therapie, sind einzig und allein Ärzte zuständig, worauf wir immer wieder verweisen müssen.

Ein Anliegen, aus eigenen Erfahrungen erwachsen, geben wir an jeden Patienten weiter: Nehmen Sie an den Treffen einer in ihrer Region bestehenden Vaskulitisselbsthilfegruppe teil. Sollte es keine geben, so gründen Sie eine. Wir helfen Ihnen dabei. Denn außer Ihnen gibt es überall Patienten, die Kontakt mit Betroffenen suchen. Sie können in einer Selbsthilfegruppe nicht nur selbst Hilfe finden, sondern auch Hilfe geben. Für alle gilt der Leitgedanke jeder Selbsthilfegruppe: *„Nur du allein schaffst es – aber du schaffst es nicht allein!"*

Kontaktadresse: Helga Naujoks, Nordstrander Str. 15, 25813 Husum, Tel.: 04841/4598. E-Mail: helga_nj@gmx.de
Ich bin an mikroskopischer Polyangiitis erkrankt.

Wir haben Grund zu hoffen!

Als wir 1994 die Vaskulitispatientenselbsthilfegruppe und den „Arbeitskreis Vaskulitis" gründeten, standen wir, die Vaskulitisbetroffenen, noch fast allein da. Heute dagegen sehen wir die Zukunft für uns in einem viel helleren Licht. In den vergangenen Jahren ist die Vaskulitis, die zu den verhältnismäßig seltenen Erkrankungen gehört, immer öfter diagnostiziert worden. Immer mehr Ärzte erkennen eine Vaskulitis rechtzeitig. Das gibt uns Hoffnung, denn zusätzlich zu den Fortschritten in der Diagnostik werden die Behandlungsmöglichkeiten durch neue Medikamente ständig verbessert.

Forschung über die Vaskulitis wird jedoch immer noch zu wenig betrieben. Lasst uns froh sein, dass am Vaskulitiszentrum Lübeck/Bad Bramstedt geforscht wird.

Was haben wir in den Jahren seit 1994 erreicht?

Wir haben viele Betroffene im Bundesgebiet, aber auch im Ausland erreicht und ihnen helfen können. Lokale Selbsthilfegruppen in Deutschland sind entstanden. Wir haben dort Hilfestellung gegeben, jedoch sind danach die Aktivitäten vor Ort das Wichtigste.

Wir sind im Internet unter http://www.vaskulitis.org mit vielen Informationen zur Vaskulitis und Links zu anderen Organisationen vertreten. Die meisten Beiträge sind ins Englische übersetzt. Besucher aus 21 Ländern haben inzwischen auf unsere Web-Seiten geschaut.

Um das Wissen über die Krankheit Vaskulitis und die Möglichkeit der Hilfe – v.a. nichtmedizinischer Art – bei Betroffenen und Ärzten besser zu verbreiten, sind wir auch auf größeren Informations- und Fortbildungsveranstaltungen vertreten, z.B. auf dem 129. Internistenkongress in Hamburg 2003, auf einem Workshop in der Uni-Klinik Regensburg 2003, auf einer Informationsveranstaltung für Vaskulitispatienten im Klinikum Mannheim.

Unser Ziel ist es, die Vaskulitis bei Betroffenen und Ärzten bekannter zu machen. Eine frühzeitige Diagnose verkürzt den Leidensweg des Erkrankten und kann helfen, dauerhafte Schäden an Organen zu vermeiden. Wir halten Verbindung zu anderen Vaskulitisselbsthilfegruppen auch im Ausland, wie z.B. zu der US-amerikanischen „Wegener's Granulomatosis Association". Wir veranstalten – früher im jährlichen Turnus, ab 2003 bis auf weiteres alle 2 Jahre – in der Rheumaklinik Bad Bramstedt eine bundesweite Informationstagung für Vaskulitispatienten, deren Angehörige und Hausärzte.

Wir sind bemüht, Betroffenen in ihrer Nähe Selbsthilfegruppen zu nennen. Diese gibt es bis jetzt in folgenden Orten: Bergheim bei Köln, Berlin, Bingen, Dortmund, Dresden, Gera, Heinsberg bei Aachen, Hemsbach bei Mannheim, Hamburg, Itzehoe, München und Ottersberg bei Bremen. Wir sind gerne bereit, Ihnen deren Ansprechpartner, aber auch andere Ansprechpartner im ganzen Bundesgebiet zu nennen.

Kontaktadresse: Peter Zelewski,
Peerkoppel 3, 25524 Heiligenstedten, Tel.: 0 48 21/7 67 21.

Ich bin Betroffener und leide am Churg-Strauss-Syndrom.

Unsere Web-Seite finden Sie unter http://www.vaskulitis.org.

10 Die richtige Ernährung

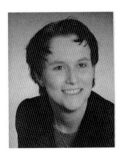

Dominique Holstein

Von vornherein sei gesagt, dass die Ernährung nach heutigem Stand der Wissenschaft keine Ursache für die Vaskulitis ist. Bei entzündlich-rheumatischen Erkrankungen kann eine geeignete Ernährung aber dazu beitragen, vorhandene Beschwerden zu lindern.

Nach den neuen wissenschaftlichen Erkenntnissen kommen den Antioxidanzien und bestimmten Fettsäuren eine besondere Bedeutung zu. Zu diesen Fettsäuren zählen die Arachidonsäure, die Linolsäure und die Omega-3-Fettsäure. Es handelt sich bei allen 3 Fettsäuren um mehrfach ungesättigte Fettsäuren, die zum großen Teil günstig für den Körper sind.

Anders ist es jedoch bei der *Arachidonsäure*. Diese Fettsäure ist dafür mit verantwortlich, dass *Entzündungsprozesse im Körper verstärkt werden*. Die Arachidonsäure finden wir nur in tierischen Fetten, da nur Tiere diese Fettsäure aus pflanzlicher Linolsäure bilden. Besonders reichhaltig ist sie im Fleisch enthalten, in jeder Fleischsorte, nicht nur im Schweinefleisch (Schwein/Muskelfleisch: 120 mg; Huhn/Schlegel: 190 mg; Rind/Muskelfleisch: 70 mg). Die tägliche Aufnahme von Arachidonsäure sollte einen Wert von maximal 80 mg nicht überschreiten.

Nach Aufnahme der Arachidonsäure wird diese in der Zellmembran (= Zellhäutchen um jede Zelle) gespeichert. Sammelt sich nun an dieser Stelle zuviel Fettsäure an, wird diese freigesetzt und in Reaktion mit Sauerstoffradikalen (entstehen bei jedem Entzündungsprozess im Körper) zu Entzündungsbotenstoffen (= Leukotriene, Prostaglandine, Thromboxan) abgebaut, welche dann dafür sorgen, dass die Entzündungen im Körper verstärkt werden (Abb. 1).

Gegen die Entzündungen wirken die Omega-3-Fettsäuren. Sie ersetzen in der Zellmembran die Arachidonsäure. Somit kann die

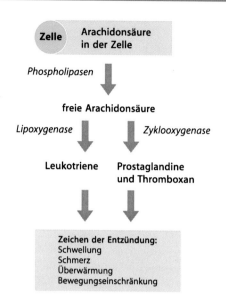

Abb. 1. Molekulare Abläufe
der Entzündung

Entzündung nicht verstärkt werden, sondern sie wird eher gehemmt.

Die Omega-3-Fettsäuren kommen in 2 verschiedenen Formen vor: in Form von Fischölfettsäuren und in Form von Linolensäure.

Die Fischölfettsäuren sind besonders reichhaltig in den Meeresfischen enthalten, wie z. B. in Hering, Lachs, Makrele, Thunfisch und Sardinen, in Süßwasserfischen eher weniger, was Tabelle 1 auch verdeutlicht.

Anhand der Tabelle können Sie erkennen, dass besonders die fettreichen Meeresfische zum Teil auch einen hohen Gehalt an Arachidonsäure aufweisen. Da der Anteil an Fischölfettsäuren jedoch *wesentlich* höher ist, braucht man diesem keine größere Beachtung schenken.

Die zweite Form der Omega-3-Fettsäuren, die Linolensäure, finden Sie in bestimmten Pflanzen bzw. in daraus hergestellten Ölen (Soja-, Lein-, Raps- und Walnussöl).

Die Linolsäure spielt bei den Entzündungsgeschehen eher nur eine untergeordnete Rolle. Dennoch ist es wichtig zu wissen, dass die Linolsäure auch im menschlichen Organismus zu Arachidonsäure umgewandelt werden kann, da der menschliche Organismus dem

Tabelle 1. Arachidonsäure- und Fischölfettsäuregehalt in verschiedenen Fischen

pro 100 g	Arachidonsäure mg	Fischölfettsäuren mg
▌Thunfisch	280	3350
▌Hering	37	3130
▌Lachs	300	2840
▌Makrele	120	1990
▌Sardine	10	1590
▌Zander	15	154
▌Forelle	30	580
▌Hecht	50	240
▌Karpfen	190	293

tierischen sehr ähnlich ist. Diese Umwandlung in Arachidonsäure erfolgt jedoch erst, wenn man eine tägliche Aufnahme von 10 g unterschreitet.

Den Bedarf an Linolsäure zu decken, ist aber nicht allzu schwierig: 10 g Linolsäure sind z. B. schon in 20 g Diätmargarine (Vollfett) enthalten. Aber auch in pflanzlichen Ölen und minimal in tierischen Lebensmitteln ist sie zu finden, sodass es kaum zu einem Unterschreiten der 10 g kommt.

Ein weiterer wichtiger Faktor sind die *Anioxidanzien,* zu denen die Vitamine A, C und E sowie die Spurenelemente Zink, Selen und Kupfer gehören. Die Antioxidanzien fangen die Sauerstoffradikale ab. Somit wird die Entzündung im Körper gehemmt, da der Arachidonsäure nun kein Sauerstoff als Reaktionspartner mehr zur Verfügung steht. Die Antioxidanzien finden Sie vorrangig in Obst, Gemüse und Vollkornprodukten. Bei einer ausgewogenen Ernährung kann kaum ein Mangel an diesen Stoffen entstehen, obwohl der Bedarf gegenüber einem Gesunden erhöht ist. Nur um den Bedarf an Vitamin E zu decken, sollte man zu Medikamenten greifen. Hier ist der Bedarf enorm erhöht (Gesunde: 25 mg; Rheumatiker: mindestens 400 mg), da das Vitamin hauptsächlich für den Zellschutz verantwortlich ist und in bedeutender Menge nur in Pflanzenölen vorkommt.

Kurz und knapp orientiert sich die Ernährung bei rheumatisch-
entzündlichen Erkrankungen an einer Ovo-lacto-vegetabilen Kost,
die mit Fisch kombiniert werden sollte. Wer dennoch nicht ganz
auf Fleisch bzw. Wurst verzichten möchte, sollte zumindest eine
vollwertige Kost anstreben.

Ernährungstipps bei entzündlich-rheumatischen Krankheiten

1. Nehmen Sie nicht mehr als 2-mal pro Woche Fleisch oder Wurst
   zu sich, denn nur dann kommt es zu keinem deutlichen Anstieg
   der Arachidonsäurekonzentration im Körper.
2. Essen Sie mindestens 2 Fischmahlzeiten pro Woche und bevor-
   zugen Sie Meeresfische, wie Hering, Lachs, Makrele und Thunfisch.
3. Ersetzen Sie ihre Fleischgerichte durch Soja- bzw. Tofugerichte,
   denn diese enthalten viel hochwertiges Eiweiß, das ihr Körper
   benötigt.
4. Kochen Sie häufig mit hochwertigen pflanzlichen Ölen, um den
   Bedarf an Linolsäure und zum Teil an Omega-3-Fettsäuren und
   Vitamin E zu decken.
5. Nehmen Sie täglich reichlich fettarme Milch und Milchprodukte
   zu sich, um der Osteoporose vorzubeugen bzw. entgegenzuwir-
   ken.
6. Essen Sie täglich viel Obst, Gemüse und Vollkornprodukte, um
   ausreichend mit Antioxidanzien versorgt zu werden.
7. Vermeiden Sie den übermäßigen Genuss von Alkohol, Koffein
   und Nikotin, da diese Genussmittel das Entzündungsgeschehen
   im Körper fördern und die Knochenstruktur schwächen.

Zusammenfassend: Ernährung kann zu einem besseren Befinden
beitragen, und es lohnt sich in jedem Fall, sie umzustellen.

Zum Abschluss soll noch kurz ein weiteres Problem der Vaskulitis
angesprochen werden: Eine Vaskulitis kann sich auch auf das Nierengewebe auswirken und so zu Funktionseinschränkungen der
Nieren führen (= Niereninsuffizienz).
Zu den Funktionen der Niere zählt u. a. auch die Ausscheidung
harnpflichtiger Substanzen (z. B. Harnstoff, Kreatinin, Phenole), die
größtenteils Endprodukte des Eiweißstoffwechsels sind. Ist die Nie-

renfunktion gestört, kommt es zu Ansammlungen der harnpflichtigen Stoffe im Körper, was dann zu einem Fortschreiten der Niereninsuffizienz führt. Um die Nierenfunktion so lange wie möglich zu erhalten, ist es daher wichtig, die Eiweißmenge je nach Erkrankungsstadium zu reduzieren; eine Richtgröße bei Niereninsuffizienz: nicht mehr als 0,5–1 mg Eiweiß/kg Körpergewicht pro Tag zu sich nehmen.

Besonders reichhaltig an Eiweiß sind Nahrungsmittel wie Fleisch, Fisch, Milch und Milchprodukte sowie Kartoffeln, Hülsenfrüchte und Sojaprodukte. Diese Lebensmittel sollten, je nach Stadium der Niereninsuffizienz, teilweise stark reduziert bzw. ganz gemieden werden.

> Ernährung kann zu einem besseren Befinden beitragen, und es lohnt sich in jedem Fall, sie umzustellen. Sie kann aber nicht die medikamentöse Therapie ersetzen.

11 Bewegung hilft

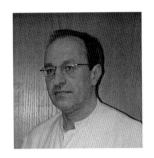

Johannes von Bodman

Bei Vaskulitispatienten bestehen allgemeine Krankheitssymptome wie Fieber, Abgeschlagenheit und Gelenkschmerzen; das Krankheitsbild variiert je nach Lokalisation der Gefäßentzündungen. Es kommt hiermit zu unterschiedlichen Ausfallerscheinungen und Folgen der Erkrankung, und es müssen Therapiefolgen berücksichtigt werden, z. B. Nebenwirkungen des Kortisons auf den Knochen- und Muskelstoffwechsel.

Es treten Schmerzen auf im Bereich der Wirbelsäule, der Gelenke und der Muskulatur, des Weiteren kommt es im Nervensystem durch die Entzündungen von Nerven ebenfalls zu Schmerzen und Lähmungen, insbesondere im Bereich der Beine. Im Bereich der Haut treten vereinzelt Geschwüre und offene Stellen auf, zusätzlich kann es zu einer Mitbeteiligung der Lunge, des Herzens, der Augen, des Hals-Nasen-Ohren-Bereichs und der Niere kommen. Dies sind alles Faktoren, die bei der Physiotherapie berücksichtigt werden müssen.

In der Physiotherapie/Krankengymnastik variieren die Therapieziele entsprechend der beteiligten Organsysteme. Trotz der Vielfältigkeit der Beschwerdebilder lassen sich mehrere Hauptkomplexe zusammenfassen, die physiotherapeutisch angegangen werden können. Es handelt sich hierbei um Schmerzen im Bereich der Gelenke, der Muskulatur und der Wirbelsäule, Missempfindungen, Überempfindlichkeiten bei Polyneuropathien, Verkürzungen und Schwächungen der Muskulatur, verminderte Kraft, Kurzatmigkeit in Ruhe und bei Belastung sowie herabgesetzte Leistungsfähigkeit und Ausdauer.

Daraus resultieren folgende *Ziele der Krankengymnastik:*
∎ Stabilisierung der Gelenke,
∎ Erreichen eines muskulären Gleichgewichts, d.h. Kräftigung abgeschwächter Muskeln und Dehnung verkürzter Muskeln,
∎ Mobilisierung kontrakter (d.h. chronisch verspannter) Strukturen,
∎ Erarbeitung eines Herz-Kreislauf-Trainings,
∎ Verbesserung der Ausdauer,
∎ Schmerzlinderung,
∎ Prophylaxe von Osteoporose, Thrombose und Rückenschmerz,
∎ Wohlbefinden.

In dem Behandlungskonzept ist der Betroffene der wesentliche Kotherapeut. Er kann seine Beschwerden selbst zu einem Teil mit beeinflussen.

∎ Behandlungsmöglichkeiten für Vaskulitispatienten

Probleme im Bereich der Gelenke, der Wirbelsäule und der Muskulatur werden durch Bewegung ohne Belastung – z.B. im Wasser – gelindert. Die positiven Effekte werden durch die Auftriebskräfte des Wassers erzielt, gleichzeitig fällt jegliche Bewegung im Wasser leichter und kann somit besser geübt werden.

Das Schwimmen ist für jedes Alter geeignet, auch für Übergewichtige. Es entlastet die Wirbelsäule und verbessert die Körperhaltung.

Die Benutzung des Fahrrads, das einen Teil des Körpergewichts übernimmt, ist ein gutes Therapiemittel zur Verbesserung der Beweglichkeit mit geringerer Belastung.

Bei Beschwerden im Bereich der Wirbelsäule hilft Krankengymnastik in die aufrechte Haltung, beim Training der Rücken- und Bauchmuskulatur zur Erarbeitung einer physiologischen Muskulatur sowie beim Erlernen rückengerechten Verhaltens im Alltag.

Atemtherapie und Wahrnehmungsschulung gehören mit zu den therapeutischen Behandlungsformen. Durch die Erkrankung ist die Muskulatur teilweise verkürzt oder schwach geworden. Eine Kräftigung kann wiederum durch Schwimmen, Radfahren oder Walken erfolgen; die Verkürzung kann durch Bewegung ohne Widerstand verbessert werden, ebenso durch selbstständige Dehnübungen.

Bei einer Polyneuropathie sind v. a. die Nerven der unteren Extremität betroffen. Die Patienten klagen häufig über Schmerzen und oft sehr störende Missempfindungen. Es kann eine Schmerzlinderung erreicht werden durch allgemeines Bewegen sowie durch Stimulation des Nervs, sei es mit Kälte oder Wärme je nachdem, was besser anspricht. Bewegungsabläufe werden durch Koordinations- und Gleichgewichtsübungen trainiert.

Innere Organe können ebenso durch die Vaskulitis betroffen sein, z. B. das Herz oder die Lunge. Eine Verbesserung der Herzleistung lässt sich durch ein Herz-Kreislauf-Training nach vorheriger Absprache mit dem Arzt erreichen, die Kurzatmigkeit kann durch Atemtherapie verbessert werden. Für beides gilt, dass Trainingsziele der eingeschränkten Funktion angepasst werden, d. h. gegebenenfalls müssen die Belastung gesenkt und mehr Pausen eingeschaltet werden.

Eine herabgesetzte Ausdauerleistungsfähigkeit lässt sich durch Erhöhung des Widerstands sowie eine Ausweitung der Strecke und eine Erhöhung der Geschwindigkeit verbessern. Das Training bewirkt eine Ökonomisierung der Arbeit des Körpers und des Geistes, eine schnellere Erholungsfähigkeit, eine Kräftigung der Muskulatur sowie eine Verbesserung der allgemeinen Stoffwechselsituation.

▮ Welche Sportarten sind für Vaskulitispatienten geeignet?

Ideale Sportarten für einen Patienten mit Vaskulitis sind *Schwimmen* – durch Entlastung der Wirbelsäule, Schonung der Gelenke und Verbesserung der Körperhaltung –, *Radfahren* zum Aufbau der Leistungsfähigkeit, *Walken* (schonender für die Gelenke als Joggen) zur Anregung des Herz-Kreislauf-Systems und des Atmungssystems sowie *Gymnastik* zur Schulung von Kraft, Ausdauer, Beweglichkeit, Koordination, Gleichgewicht und Reaktionsfähigkeit.

❚ Tipps für zu Hause

❚ Den Alltag in Bewegung bringen – Bewegung in den Alltag bringen
❚ Jede Form der Bewegung ist besser als keine Bewegung
❚ Besser regelmäßig und mäßig (2- bis 3-mal wöchentlich) als selten und intensiv üben
❚ Vermehrtes und gleichmäßiges Atmen – Laufen ohne zu „schnaufen"; bei jeglichem Üben sollten Sie sich noch unterhalten können
❚ Atemübungen einschalten
❚ Puls messen: Der Puls sollte ca. 180/min minus Lebensalter betragen
❚ In der Gruppe üben macht mehr Spaß
❚ Keine Schmerzzunahme während des Übens
❚ Kontrolle der Ausgangsstellung und Übungsausführung durch den Spiegel oder durch die Physiotherapeutin/den Physiotherapeuten.

❚ Übungsprogramm für zu Hause

Dauer: ca. 20 min; 10-maliges Wiederholen der Übungen
Ausführen in einer aufrechten Körperhaltung (s. Abb. 1 a) *auf einem Hocker:*

1. Die Fersen gleichzeitig anheben
2. Die Fußspitzen gleichzeitig anheben
3. Fußspitzen und Fersen im Wechsel anheben
4. Fußspitzen und Fersen seitengleich anheben
5. Fußspitzen gegengleich anheben
6. Die Beine übereinander schlagen, die Fußaußenseiten hochziehen
7. Die Beine übereinander schlagen, die Fußinnenseiten hochziehen, die Seiten wechseln
8. Die Beine wechselnd nach vorne strecken (Fersen bleiben am Boden)
9. Die Schultern hochziehen und runterdrücken
10. Die Schultern vor- und zurückbewegen
11. Die Schultern kreisen.

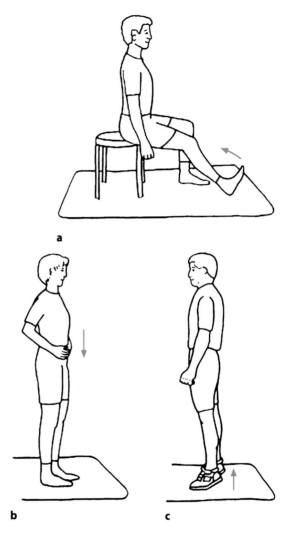

Abb. 1 a–c. a Übungen auf dem Hocker; **b** Kontaktatmen; **c** Übungen im Stand

Ausführen im Stand (s. Abb. 1 c):
12. Fußspitzen gleichzeitig anheben
13. Fersen gleichzeitig anheben
14. Auf einer Stelle gehen

15. Den linken Ellenbogen diagonal mit dem rechten Knie zusammenführen, den rechten Ellenbogen diagonal mit dem linken Knie zusammenführen.

Zum Schluss Kontaktatmen (Abb. 1 b):
1. Die Hände auf den unteren Rippenbogen legen und gegen die eigenen Hände atmen
2. Die Hände auf den Bauch legen und in den Bauch atmen
3. Die Hände auf das Brustbein legen und gegen die Hände atmen.

Trotz der Schwere der Erkrankung kann der Betroffene selbst mitwirken, um die Auswirkungen zu lindern und die Erkrankung zu bessern.

12 Was bringt die Zukunft?

Eva Reinhold-Keller

Die Krankheit „Vaskulitis" begleitet die Mehrzahl der Betroffenen mehr oder weniger intensiv über viele Jahre. Das ist jedoch bei vielen anderen chronischen Krankheiten ganz ähnlich, z.B. bei Rheumatikern oder Diabetikern. Das ist also nichts Besonderes! Mal wird die Krankheit mehr in den Vordergrund rücken, dann, wenn Sie gesundheitliche Probleme haben. Wenn es Ihnen gut geht, rückt sie mehr in den Hintergrund. Bei vielen Patienten werden sich Phasen mit erhöhter Krankheitsaktivität, die eine aggressivere Behandlung mit häufigen Kontrollen erfordern, mit Zeiten fehlender Krankheitsaktivität mit nur milder oder keinerlei Behandlung abwechseln. Dennoch können Sie in vielen Bereichen trotz oder mit der Krankheit auch ein weitgehend normales Leben führen. Glücklicherweise hat heute die Krankheit „Vaskulitis" ihren Schrecken als unmittelbare Lebensbedrohung verloren. Trotzdem werden Sie in vielen Lebensbereichen Einschnitte verspüren. Auf einige der dazu am häufigsten gestellten Fragen möchten wir versuchen, Antworten zu geben.

▌ Kann ich wieder arbeiten?

Auf diese Frage kann es keine allgemeingültige Antwort für alle Patienten geben. Dies hängt vom individuellen Krankheitsverlauf ab, von der Art Ihres Berufs, Ihrem Alter, von Ihrem persönlichen Umfeld, Ihrer finanziellen Situation usw. Nach unserer Erfahrung geht über die Hälfte der Patienten nach Überwinden der Akutsituation wieder ihrer bisherigen Tätigkeit nach. Das Hauptproblem ist aber oft, dass auch in Phasen der völlig fehlenden (messbaren!) Krankheitszeichen die allgemeine Leistungsfähigkeit nicht wieder vollständig hergestellt ist, dass das körperliche aber auch das geistige Befinden oft sehr schwankt, das betrifft z. b. auch die Konzentrationsfähigkeit oder die Stimmung. Viele Patienten klagen: „An einem Tag könnte ich Bäume ausreißen, am nächsten Tag schaffe ich nichts..."

∎ Kann ich noch Kinder bekommen?

Während der Einnahme der meisten Medikamente, die bei der Vaskulitis eingesetzt werden, dürfen Sie nicht schwanger werden bzw. keine Kinder zeugen. Hier besteht ein hohes Risiko für Fruchtschäden. Ein weiteres Problem ist, dass zumindest eine langfristige Endoxantherapie (mehrere Jahre) bei Frauen zu einer dauerhaften Unfruchtbarkeit führen kann, die also auch nach Absetzen der Medikamente anhält. Wie sich diese Therapie langfristig auf die Zeugungsfähigkeit beim Mann auswirkt, ist unbekannt. Ebenso wenig wissen wir, wie sich die Krankheit während einer Schwangerschaft „verhält": Kann die hormonelle Umstellung zu einem Rezidiv führen? Bisher gibt es weltweit nur wenige Berichte über Schwangerschaften bei Vaskulitispatientinnen, die keine abschließende Beurteilung erlauben. Eine Schwangerschaft sollte auf jeden Fall gemeinsam mit Ihren behandelnden Ärzten, einschließlich dem Frauenarzt, geplant werden. Bei stattgehabter Behandlung mit Endoxan sollten zusätzlich sicherheitshalber eine humangenetische Beratung und Untersuchung efolgen.

∎ Wie ist es mit der Sexualität?

Die Frage nach der Sexualität wird zwar nur selten offen angesprochen, beschäftigt aber dennoch viele Vaskulitispatienten. Wie jede andere schwere Krankheit, kann auch die Vaskulitis das Sexualleben nachhaltig beeinflussen. Vom medizinischen Standpunkt gibt es zunächst keine Gründe – weder krankheisbezogene noch therapiebedingte – Ihnen Einschränkungen aufzuerlegen! Es besteht weder die Gefahr, dass „es" Ihnen schadet, noch einer Ansteckung

Ihres Partners/Ihrer Partnerin oder einer „Übertragung" von Medikamenten! Ein sehr häufiges Problem ist jedoch, dass bei vielen Patienten das sexuelle Verlangen nachhaltig gestört oder verändert ist. Dies kann rein organische Ursachen haben – die Krankheit selbst oder deren Therapie – sehr viel häufiger spielen jedoch nichtkörperliche Faktoren eine Rolle. Sie sollten sich nicht scheuen, auch diese Probleme mit Ihren Ärzten zu besprechen. Hier gibt es inzwischen eine Vielzahl professioneller Hilfen.

▌ Was kann ich noch planen?

Einige Ihrer früher gesteckten Lebensziele, sei es beruflich oder auch im privaten Bereich, lassen sich mit der Krankheit nicht realisieren. Vielleicht erscheinen sie Ihnen heute auch nicht mehr so wichtig, andere Dinge rücken in ihrer Wertigkeit in den Vordergrund. Sie müssen nun häufiger bei Dingen, die Sie planen, z.B. weitere oder längere Reisen, Ihre Krankheit mit berücksichtigen, und sei es „nur", dass Sie die immer wiederkehrenden ärztlichen Kontrollen in Ihre Zeitplanung einbauen müssen. Damit werden unweigerlich auch Ihr/e Partner/in, Ihre Familie, Ihre Freunde konfrontiert und in gemeinsamen Aktivitäten eingeschränkt. Bitte vergessen Sie nicht, dass auch Ihre Familie gelegentlich mit dieser, in vielerlei Hinsicht veränderten, Situation überfordert sein kann und deren Stimmungsschwankungen nicht gleichbedeutend sind mit Unverständnis für Sie und Ihre Situation.

Anhang

Was soll das heißen?
Erläuterung medizinischer Fachbegriffe

Allergische Rhinitis: Heuschnupfen

ANCA: *anti*neutrophile *cy*toplasmatische *A*ntikörper; Autoantikörper, gerichtet gegen das Innere von körpereigenen Neutrophilen (Unterform der weißen Blutzellen)

c/pANCA: 2 Untergruppen der ANCA: c = (c)klassischer ANCA, kommt v. a. bei Patienten mit Wegener-Granulomatose vor; p = perinukleär (der Antikörper legt sich wie ein Ring um den Zellkern), kommt vorwiegend bei Patienten mit mikroskopischer Polyangiitis vor

Antikörper: Eiweißstoffe des Abwehrsystems, mit der Aufgabe, körperfremde Eindringlinge zu bekämpfen (Bakterien, Viren)

Autoantikörper: krankhafte, fälschlicherweise gegen körpereigene Strukturen gebildete Antikörper, die körpereigene Strukturen angreifen

Angiographie: Röntgendarstellung von Blutgefäßen mit Kontrastmittel

Aneurysma: krankhafte Aussackung von Blutgefäßen, z.B. als Folge einer Vaskulitis

ACE-Hemmer: häufig angewandtes blutdrucksenkendes Medikament (*A*ngiotensin-*C*onverting-*E*nzym-Hemmer), welches gleichzeitig nierenschützend wirkt

Biopsie: Gewebeprobe zur feingeweblichen Untersuchung unter dem Mikroskop

Bronchoalveoläre Lavage: BAL; Untersuchung von Lungenspülwasser zum Festellen von Vaskulitisaktivität in der Lunge oder zum Nachweis einer Infektion der Lunge

Bypass: operative Umgehung oder Überbrückung von Blutgefäßengen oder Blutgefäßverschlüssen

Dialyse: Blutwäsche, Nierenersatztherapie; Ersatz der Entgiftungs- und Entwässerungsfunktion der Niere durch eine Maschine

Eosinophile Granulozyten: Untergruppe der weißen Blutzellen (Granulozyten), max. 700/µl, erhöht bei Allergien und beim Churg-Strauss-Syndrom, dort auch stark vermehrt im Gewebe

Eosinophiles kationisches Protein: Produkt (Eiweiß) der (aktivierten) eosinophilen Granulozyten; erhöht bei Patienten mit Churg-Strauss-Syndrom, manchmal auch, wenn die Eosinophilenzahl normal ist

Gastroenteritis: Entzündung des Magen-Darm-Traktes

Granulom: entzündliche Geschwulst, ensteht v. a. in den Luftwegen von Patienten mit Wegener-Granulomatose

Immunsystem: Gesamtheit aller Bestandteile des körpereigenen Abwehrsystems

Immunglobulin E: Teil des Abwehrsystems; Antikörper, der besonders stark bei Allergien gebildet wird und auch beim Churg-Strauss-Syndrom erhöht ist

Immunglobulin A: Teil des Abwehrsystems; Antikörper mit Abwehrfunktion im Bereich von Schleimhäuten, erhöht bei der Purpura Schönlein-Henoch

Immunsuppressivum (Mehrzahl: Immunsuppressiva): Medikament zur Dämpfung des krankhaft überschießenden Immunsystems

Immunkomplex: Komplex aus Antikörper und Antigen

Immunglobuline: Gesamtheit der im Körper gebildeten Antikörper

Karditis: Entzündung des Herzens

Kryoglobuline: Kälteeiweiße; krankhafte Eiweiße, die bei niedrigen Temperaturen ausflocken und eine Vaskulitis hervorrufen können; sind sehr häufig bei Hepatitis-C-verursachter Vaskulitis nachweisbar

Komplement: Teil des Abwehrsystems, bestehend aus Eiweißkörpern

leukozytoklastisch: mit Untergang von neutrophilen Granulozyten

Liquor: Nervenwasser, umhüllt das Gehirn und das Rückenmark; Liquorpunktion: Entnahme von Nervenwasser mittels einer ganz feinen Kanüle zu Untersuchungszwecken, z. B. um eine Entzündung festzustellen

Magnetresonanztomographie: MRT; bildgebendes Verfahren ohne Anwendung von Röntgenstrahlen, besonders gut für die Darstellung des Gehirns und anderer Weichteile geeignet

Myeoloproliferative Erkankungen: Erkrankungen des Knochenmarks, z. B. Leukämien

Neutrophile Granulozyten: häufigste Form der weißen Blutkörperchern (70%)

Nekrose: abgestorbenes, aber noch nicht abgestoßenes Gewebe

Orbitagranulom: hinter dem Augapfel gelegener Granulom, entzündlicher (gutartiger) Tumor um die Augenhöhle, entsteht bei Patienten mit Wegener-Granulomatose

Polyneuropathie: Erkrankung mehrerer (poly-) Nerven

Purpura: punktförmiger Hautausschlag durch vermehrte Durchlässigkeit kleinster Blutgefäße der Haut, z. B. durch eine Vaskulitis

Plasmapherese: Blutwäsche zur Entfernung entzündungsfördernder Bluteiweiße

Pustel: eitergefülltes Bläschen

Remission: vollständiges Zurückdrängen der Vaskulitis in allen Organen mit Normalisierung aller Blutbefunde

Rheumafaktor: Autoantikörper bei Patienten mit rheumatoider Arthritis

Rezidiv: Wiederauftreten der Krankheit nach zunächst erzielter Remission

Thrombose: Blutgerinnsel in Venen oder Arterien

Ulkus (Mehrzahl: Ulzera): Gewebedefekt an der Haut (oder Schleimhaut), der mindestens bis in die Lederhaut reicht

Urtikaria: Nesselsucht, Quaddelbildung

Nützliche Internet-Adressen

▌ Deutschsprachige Links

www.rheumanet.org
Sicher DIE deutsche Seite in der Rheumatologie, sowohl für Ärzte als auch für Patienten. Hier finden Sie von den Mitgliedern des Kompetenznetzes Rheuma patientengerechte Informationen zu Krankheitsbildern, ausführliche Medikamenteninfos, Termine für regelmäßige moderierte Experten-Chats (in aller Regel Mitglieder des Kompetenznetzes Rheuma), Thema des Monats für Patienten, bundesweite Veranstaltungshinweise und vieles mehr; Möglichkeit, im Forum Fragen zu stellen. Besonders empfehlenswerte Seite.

www.rheuma-liga.de
Die größte bundesweite Selbsthilfegruppe, vom Bundesverband Weiterleitung auf die jeweiligen Landesverbände bei Ihnen vor Ort.

www.rlsh.de
Rheumaliga Schleswig-Holstein mit besonders vielen Service-Angeboten für Rheumapatienten.

www.rheuma-zentrum.de
Die Seite der Rheumaklinik Bad Bramstedt, eine der größten und renommiertesten Spezialkliniken Europas, für Patienten mit entzündlichem Gelenkrheuma; aber v. a. auch ein europaweites Zentrum für Patienten mit Vaskulitis.

www.rheuma.uni-luebeck.de
Die Seite der Poliklinik für Rheumatologie am Universitätsklinikum Schleswig-Holstein, Campus Lübeck. Neben medizinischen abteilungsspezifischen Informationen (u. a. Forschungsaktivitäten auf dem Gebiet der Vaskulitis) finden Sie hier aktuelle Informationen zu Patientenschulungen, Fortbildungen, Vaskulitis-Register Schleswig-Holstein etc.

www.vaskulitis.org
Seit 1994 existiert die bundesweit agierende Vaskulitispatientenselbsthilfegruppe „unter dem Dach" der Rheumaliga, ausgehend

vom Vaskulitiszentrum Lübeck/Bad Bramstedt. Gerade für Betroffene von sehr seltenen Erkrankungen, wie Vaskulitis, eine besonders wertvolle Hilfe, Kontakt zu anderen Betroffenen zu knüpfen und im Forum Fragen zu stellen.

❚ Für einzelne Krankheiten sind folgende Seiten zu empfehlen

- ❚ www.lupus.rheumanet.org
- ❚ www.sklerodermie-selbsthilfe.de
- ❚ www.sjoegren-syndrom.de
- ❚ www.Psoriasis-bund.de
- ❚ www.dvmb.rheumanet.de
  (Seite für Patienten mit Morbus Bechterew)
- ❚ www.haemochromatose.de
- ❚ www.dccv.de
  (Seite für Patienten mit Morbus Crohn und Colitis ulcerosa)

❚ Internationale Links

www.vasculitis.org
Die Website der „Europäischen Vaskulitis-Studien-Gruppe" (EU-VAS) gibt umfangreiche Infos über laufende und geplante internationale Therapiestudien, deren Fortgang und Ergebnisse und bietet auch eine ausführliche „Patientensektion".

www.clevelandclinic.org/arthritis/vasculitis/default.htm
Eines der renommiertesten rheumatologischen Zentren der USA, insbesondere auch eine Schwerpunktklinik für Vaskulitis.

www.weareb.org/WG/index.html
Die Seite der amerikanischen Selbsthilfegruppe für Patienten mit Wegener-Granulomatose mit besonders ausführlichen Informationen zur Wegener-Granulomatose. Da die Mitglieder dieser Organisation aus aller Welt kommen, bestehen sehr gute Möglichkeiten des Austausches über die Landesgrenzen hinaus.

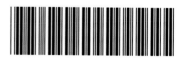